사랑하는 _____ 에게

_____ 드립니다

_____ 년 _____ 월 _____ 일

_____

자기 주도 건강관리법

병을 치료하기 전에 먼저 몸을 치유하는

자기 주도 건강관리법

송춘회 지음

모아북스
MOABOOKS

"이 책을 이런 분들께 권합니다."

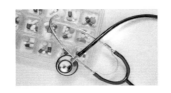

만성피로에 시달리는 분, 비만으로 체중 감량을 원하는 분,
대사증후군 · 갑상선 · 알레르기질환으로 고생하는 분,
건망증과 기억력 저하로 걱정스러운 분,
업무 집중력이 떨어지는 분, 자율신경 실조로 저체온인 분,
질병 예방을 원하는 분, 부모님 건강이 걱정인 분,
최적의 영양보충제 선택이 필요한 분,
자연치유에 관심이 있는 의료인…
끝으로, 건강관리에 관심이 있거나
건강해지고 싶은 모든 분

건강관리, 어떻게 할 것인가?

"건강이란 단순히 질병이 없거나 허약하지 않을 뿐만 아니라 육체적 · 정신적 · 사회적으로 완전히 편안한 상태이다."

1948년, 의료가 지향해야 할 목표를 제시한 세계보건기구의 선언이다.

서양의학은 여전히 환원주의적 방법에 바탕을 둔 특정 질병을 대상으로 한 치료제 개발에 치우쳐 있다. 사람의 몸이 아니라 병원체가 대상이다. 만성퇴행성질환이 주류를 이루는 현실에서는 기계적 환원주의에 바탕을 둔 '치료' 보다는 유기적 전인주의에 바탕을 둔 '치유' 가 절실하다.

이 책에서 강조하는 기본 원칙은 자연의 이치, 즉 자연법칙에 따르라는 것이다. 이 책의 내용은 내가 몸으로 직접 확인한 경험과 자연법칙에 입각한 조화와 균형에 바탕을 두었다. 거기에다가 생리학, 생명과학, 영양학 등에서 이미 밝혀진 내용은 물론 노벨

생리의학상 수상 이론과 후성유전학으로 밝혀진 최신 내용과 한의학의 원리를 원용하여 썼다.

식습관과 생활습관을 바꾸지 않으면 이 책의 내용은 아무 쓸모가 없을 수도 있다. 다이어트 이론을 잘 안다고 해서 살이 빠지지 않는 것처럼, 식습관과 생활습관의 변화를 통해 실천해야만 건강을 찾고 지킬 수 있다. 쉽게 얻는 것은 쉽게 사라진다. 편리함에 길들이면 건강에서 멀어진다. 자연의 이치에 어긋나는 어떤 것도 건강을 지키는 데 도움이 되지 않는다.

건강, 치료에 앞서 치유가 답이다

우리 몸은 죽음을 맞이하기 전까지는 복원재생능력이 작동한다. 이 복원재생능력을 활성화하는 영양소를 공급하면서 건강한 생활습관을 유지하면 몸이 스스로 알아서 치유한다. 이것이 자기주도 건강관리법이다.

몸을 정상화하려면 충분한 영양소를 공급하고, 독소와 노폐물을 제거해야 한다. 영양 불균형으로 생기는 식이 스트레스를 해소하려면 부족한 영양소를 충분히 공급하여 영양 균형을 유지하고, 대사과정에서 생기는 세포 내 노폐물은 자가포식작용을 통해 처리하고, 영양소의 소화 흡수과정에서 유입된 독소는 면역세포의 작용으로 처리한다. 이것이 자연의 법칙이다.

수술이나 약물을 투여하여 급성감염성 질병을 치료하는 현대 서양의학 치료법은 화학요법 혹은 약물요법, 대증요법이다. 그 반면에 만성퇴행성질환을 몸이 가진 자연치유력으로 치유하는 방법은 자연요법이다. 만성퇴행성질환의 치유를 위한 바탕은 증상을 억제하는 것이 아니라, 쌓인 독소를 배출시키는 것이다. 독소 배출을 위해서는 대사 효소의 활동을 돕는 영양소를 충분히 공급하면서 12시간 이상의 공복이 필요하다. 조건이 되면 몸은 스스로 알아서 한다. 이것이 자연치유의 원리다.

성장의 식생활과 장수의 식생활은 달라야 한다

왜 생명체는 노화할까?

손상이 쌓여 회복 능력이 떨어지기 때문이다. 장수는 이 손상을 회복시키는 능력에 달렸다. 이 손상을 복구시키는 작용이 자가포식(Autophagy)이다. 우리의 식습관과 생활습관이 노화의 속도와 정도를 결정한다. 종속영양생물인 인간은 외부로부터 공급받는 영양소에 의해 건강과 장수가 결정된다.

열량 제한과 12시간 공복은, 약물을 쓰지 않으면서 수명을 지속하여 연장하고 다수의 노화 관련 질환을 예방할 수 있는 확실한 방법이다. 이는 곧 세포 내 노폐물 청소 작용인 자가포식작용을 활성화하는 일이다.

인간의 유전자는 장수에는 관심이 없고 오직 성장과 번식에만 관심이 있다. 그래서 질병 없는 장수를 하려면 그만한 별도의 노력이 필요하다. 청소년기에는 성장 번식이 우선이다. 당질, 단백질, 포화지방과 미네랄, 비타민 등의 영양소를 충분히 공급해 영양소 센서인 인슐린과 엠토르를 활성화하여 성장을 촉진한다.

성장이 멈춘 중·노년기에는 인슐린과 엠토르가 활성화되는 식생활이 노화를 촉진한다. 입맛을 중독시키는 높은 당질 위주의 식단은 인슐린 분비를 자극해 성장을 촉진하는데, 이 메커니즘이 나이가 들어서도 계속되면 오히려 노화를 부추기기는 작용으로 변해 수명은 감소시키고 질환을 부른다.

따라서 건강하게 장수하려면 인슐린 분비와 엠토르가 억제되도록 대량영양소인 당질, 단백질, 포화지방의 섭취를 줄여 자가포식작용을 활성화해야 한다. 젊었을 때와 다른 식생활을 해야 한다는 것이다. 장수와 성장은 상호 충돌하는 개념이기 때문이다.

이 자가포식작용은 2016년에 노벨생리의학상을 받은 이론이다. 자가포식작용은 체내에 인슐린이 고갈되거나 엠토르가 억제되었을 때 활성화된다. 그래서 공복 시간을 12시간 이상 충분히 갖는 것이 중요하다. 노화를 촉진하는 식단에서 무조건 식사량을 줄여 열량만 낮추는 방법은 바람직하지 않다. 성장 위주의 청소년기나 수리 위주의 중·노년기나 가릴 것 없이 모두 대사 활동을 하는 데 필요한 것이 바로 효소, 미네랄, 비타민과 항산화제다.

호전반응은 자연치유에서 나타나는 필수 과정

치료와 치유의 차이 때문에 많은 의사가 호전반응을 부작용으로 오해한다. 치료는 몸에 침투한 이물질인 병원균을 제거하는 과정이다. 병원균이 침투한 후 일어나는 모든 반응 역시 제거 대상으로 처리한다. 그래서 열나고, 붓고, 아프고, 가려운 증상도 해열제, 소염제, 진통제, 스테로이드제 등으로 증상을 억제한다.

이런 증상이 내부 독소 배출 과정에서도 병원균 침투 때와 똑같이 일어나는데, 이를 약물로 억제해버리면 독소 배출이 중단되고 몸속에 축적되면 장기적으로는 더 큰 부작용을 만든다. 이런 불편한 증상들은 이물질을 체외로 배출시키는 과정에서 나타나는 지극히 당연한 현상으로, 억제하면 안 된다.

그런데 서양의학적 대증요법을 사용하는 의사들은 대개 부작용이라며 건강식품 섭취를 중단하라고 충고한다. 하지만 이는 치유반응 또는 호전반응으로, 자연치유에서 나타나는 필수 과정이다. 증상을 제거 대상으로 보느냐, 치유 과정의 활발한 반응으로 보느냐에 따른 차이다.

평소에 건강관리를 하면 질병 치료는 필요 없게 된다

질병 치료는 서양의학적 치료법을 말하는 것으로, 약물이나 수술 등 외부의 힘을 이용하여 몸속의 이상 증상을 제거하는 것이다. 사후처리 방법이다. 이에 반해 질병이나 질환에 걸리지 않도록 몸이 가진 자연치유력을 유지하는 방법이 건강관리다. 사전예방 조치다.

건강관리의 핵심은 균형 잡힌 식단을 통해 몸이 필요로 하는 영양을 공급하는 일이다. 외부로부터 필요한 영양을 공급받아야 생명활동을 할 수 있도록 만들어진 종속영양생물이 사람이다. 영양소를 스스로 만들 수 없으므로 제대로 된 음식을 먹는 일이 건강관리의 기본 중의 기본이다.

유전자의 변화 없이 무엇을 먹느냐에 따라 유전자의 작동 스위치가 켜지기도 하고 꺼지기도 한다고 밝혀진 이론이 후성유전학이다. 질병을 결정하는 요인이 유전자보다 음식이라는 사실을 생각하면 끼니를 허겁지겁 때워서는 안 된다.

건강관리는 영양 요법이다. 무엇을 먹느냐가 당신을 결정한다. 건강은 스스로 관리해야 한다. 약물은 건강을 해칠지언정 건강을 증진하지는 못한다. 건강관리에는 약물이 필요하지 않다.

문제는 병이 아니라 치료법이다

대중요법은 약물요법을 사용해 검사 수치를 정상화하는 것이 공식이다. 약물을 복용하면 검사 수치는 빠르게 정상화된다. 그래서 검사 결과가 좋아지면 병이 나았다고 착각한다. 그러나 완전한 치유가 되었다고 할 수 없다.

건강 검진에서 대사증후군 판정을 받으면 대개 약물로 손쉽게 해결하려 든다. 대사증후군의 진짜 원인은 식습관과 생활습관, 즉 영양 불균형 식사와 운동 부족, 공복시간 부족 때문이다. 약물을 복용하기 전에 먼저 식단을 바꾸고 운동을 해야 한다. 그런데 이 원인은 해결할 생각을 하지 않고 쉽게 약물을 복용한다. 병원 처방 약물은 대부분 몸에 해롭다. 자율신경을 긴장시켜 장기적으로 자연치유력을 떨어뜨린다.

일시적으로 약물을 복용하고 수치가 정상화되면 약물을 끊고 식습관과 생활습관을 바꾸어 건강을 관리하는 것이 옳은 방법이다. 약물이 필요 없는 식사법, 약물이 필요 없는 운동법은 자연치유력을 높여 건강한 삶을 보장한다.

열병과 한병을 구분한다

"열병(熱病)은 덜어내고(瀉), 한병(寒病)은 보충하라(補)."

동양 의서에서는 증상의 성질에 따라 치료법을 달리하라고 이른다. 질병의 원인인 염증에도 두 가지가 있다. 상처 등으로 인해 세균에 감염되어 열나고 붓는 화농성 염증과 알레르기 비염에 걸렸을 때와 같이 가렵고 붓거나 맑은 콧물을 흘리는 카타르성 염증이다.

가렵고 열나고 붓고 누런 고름이 나는 화농성 염증은 현대 서양 의학에서 주로 쓰는 항생제로 치료가 잘 된다. 그런데 차가운 카 타르성 염증인 알레르기 비염이나 아토피 피부염은 일반 항생제 로는 효과를 보기 어렵다. 스테로이드제를 사용하면 일시적으로 증상은 가라앉을 수 있지만, 계속 사용하면 오히려 크게 악화한 다. 현대의학의 항생제가 알레르기 질환에 효과를 보지 못하는 것 이 음양의 차이에서 오는 염증의 종류가 다르기 때문이다.

외부침입자인 세균에 의한 질병은 항생제 등의 증상을 가라앉 히는 치료법이 효과적이지만, 내부 독소나 노폐물에 의한 저체온 으로 생기는 차가운 염증성질환은 따뜻한 성질의 항생제를 사용 하거나 미네랄, 비타민 등의 영양소 공급을 통해 기능을 회복해 몸을 따뜻하게 만드는 치유를 해야 한다. 마찬가지로 열성인 급성 감염성 질병은 약품으로 치료하는 것이 불편한 증상을 빠르게 가 라앉히는 데는 효과적이지만, 장기적으로는 만성화되는 문제를 피할 수 없다.

그 반면에 한성인 비감염성 만성퇴행성질환은 그 성질이 감염 성 질병과는 다르므로 약품 치료법이 아니라 영양소를 공급하는 등의 보충적 방법으로 세포의 기능을 살리는 치유를 해야 한다. 이처럼 열성질환과 한성질환은 그 치료법을 달리 적용해야 효과 를 볼 수 있다.

건강 관련 지식이 다양하게 갈리는 이유

많은 건강 관련 연구 결과가 서로 달라 소비자에게 혼란을 초래하는 이유는 연구 결과가 진실보다는 거짓에 가까운 경우가 많기 때문이다. 우리는 대개 건강에 관한 이론이나 영양섭취 문제에 관한 연구 결과를 상당히 신뢰한다. 하지만 대부분의 연구 결과는 왜곡이 심하다. 가장 큰 이유는, 연구비 지급 주체가 요구하는 유리한 결론에 맞춰야 하기 때문이다. 커피 논쟁, 우유 논쟁, MSG 논쟁, 화학식품첨가물 논쟁, 고혈압약 논쟁, 당뇨약 논쟁 등이 대표적이다.

관련 기업이나 기관에서 연구비를 지급하는 경우 외에도 표본 크기가 지나치게 작을 때, 치료 효과가 낮을 때, 많은 관심이 쏠려 여론에 지대한 영향을 미칠 때, 여러 연구팀이 경쟁할 때, 실험의 설계나 연구 방법의 엄격성이 완화될 때 연구 결과는 거짓에 가까워지기 쉽다.

그밖에도 아직 현대과학으로 밝혀지지 않은 문제로 인한 한계 때문에 연구 결과의 해석이 잘못될 수도 있다. 그래서 우리는 일정 수준의 건강과 식품 지식을 공부해 스스로 건강관리를 해야 할 필요성이 점점 늘어가고 있다.

자연치유가 나를 살렸다

나는 건강관리에 실패하여 많은 질환으로 고생한 경험자다. 증상 대부분은 자연요법 치유가 필요한 만성질환인데, 약물과 수술로 손쉽게 치료하려 했다. 그때는 몰랐다. 질병의 종류에 따라 접근방법이 달라야 한다는 사실을. 무슨 증상이든 약물이나 수술을 통해 너무 쉽게 해결하려 했다. 그럴수록 몸은 점점 쇠약해져 일상생활에 지장이 많았다. 그래서 내가 겪은 질환과 치유 과정을 소개하면서 같은 입장의 여러분에게 조금이나마 도움이 되기를 바라는 마음으로 이 책을 쓴다.

어린 시절부터 어긋난 건강

나는 오래 병을 앓다가 건강을 회복한 사람이다.

시골 마을의 대가족 집안에서 11세 장손으로 태어나 보약까지 먹으며 자랐는데도 불구하고 초등학교 생활기록부에 '영양실조'라고 기록될 정도로 건강상태가 좋지 않았다.

세 살 때 탈장 수술을 한 이후로 자주 배탈이 나고 감기에 잘 걸리는 어린이였다. 겨울이면 어김없이 감기를 달고 살았고, 시험 때가 되어 스트레스를 받으면 목이 붓고 온몸이 쑤시고 근육통이 심해서 공부를 제대로 할 수 없었다. 부모님이 달여준 한약도 자주 먹었다. 그런데도 별로 나아지지 않고 늘 몸이 약하고 병치레를 자주 했다. 우유, 밀가루 음식, 매운 음식은 늘 내 속을 괴롭혔다.

나는 늘 피로에 절어 있어서 얼마 전까지도 설탕물을 자주 마셨다. 퇴근하고 집에 오면 컵에 반이나 차도록 설탕을 넣고 뜨거운 물을 부어 달게 마시면 속이 좀 부드러워지고 기분이 좋아지는 느낌을 받았다. 소화불량으로 인한 에너지 생산 부족으로 만성피로에 시달리면서 생긴 버릇이었다.

나는 입대할 무렵에 키 178cm에 체중 59kg이었다. 입대를 위한 신체검사 등급은 가장 높은 1급 판정을 받았다. 신체검사에서는 아무 문제가 없지만 나는 감기와 소화불량에 시달렸다. 늘 목덜미가 뻣뻣하고 손발이 차고 한쪽 코는 막혀 있었으며 추위를 몹시 탔다. 매운 것도 잘 못 먹고 찬 음식도 먹을 수가 없었다. 그래서 늘 피곤하고 힘든 생활을 계속했다. 그렇지만 그것이 본래 몸이 약하기 때문에 어쩔 수 없다고 생각했다.

거의 매달 감기로 편도가 부었다. 그럴 때마다 항생제 주사를 맞고 해열진통제 등을 처방받아 열심히 먹었다. 약을 먹을수록 소화는 더 안 되고 몸은 더 피곤하고 차가워졌다. 어떤 의사도 감기 몸살약 처방 외에 건강을 회복하는 방법을 말해주지 않았다.

군대 제대 이후 감기몸살, 과민성대장증후군, 편도선염, 근육통, 기침, 고열 등에 시달리다 못해 해결 방법으로 수술을 택했다. 내 인생의 두 번째 수술이 편도선 제거 수술이었다. 수술하고 집에 오면서 앞으로 감기몸살로 목이 붓고 아파 침을 삼키기 힘들고 온몸이 쑤시는 고통에서 벗어날 수 있다는 희망에 부풀었다. 그래서 수술 후 침을 삼킬 수 없는 고통도 잘 견뎌냈다. 평소에 침 삼키는 일을 당연하게 생각했는데 수술을 하고 보니 침을 삼킬 수 있는 것도 감사할 일이었다.

그런데 감기에 걸리면 수술 전과 별 차이 없이 목은 계속 붓고 고통이 심했다. 수술이 잘못되었나 싶어 병원에 갔더니, 편도선은 잘 제거되었는데 이번에 부은 부위는 인후여서 할 수 있는 게 없다고 했다. 감기 걸려 아프면 약 먹고, 다시 걸리면 다시 약 먹고 주사 맞는 일상이 반복되었다. 감기도 수술해버리고 싶었다.

늘 피로하고 몸이 개운하지 않아서 한의원에서 진찰을 받으면 스트레스를 많이 받느냐고 물었다. 나는 아니라고 했다. 업무 스트레스는 크지 않았기 때문이다. 그런데도 스트레스가 심한 상태가 되는 것이 바로 알레르기 증세 때문이라는 사실은 그때는 몰랐다. 몸은 마르고 배는 약간 볼록한 마른 비만 상태였다. 혈액 검사를 받으면 총콜레스테롤 수치가 270을 넘었다.

건강 공부를 하고 보니 왜 스트레스가 심한 몸 상태가 되었는지 알게 되었다. 가장 근본적 원인은 소화 기능이 떨어지면서 장 건강이 좋지 않아 장 누수로 인한 독소의 체내 유입으로 스트레스 상태가 되었기 때문이다.

독소를 제거하기 위한 면역기능이 과잉되어 공격해서는 안 되는 갑상선 세포를 공격하여 자가면역질환까지 일으킨다. 이로 인해 갑상선 기능이 떨어져 에너지 생산을 원활하게 할 수 없게 되니 몸이 차가워지면서 추위를 잘 타는 저체온 상태가 된다. 독소 증가로 스트레스 상태가 되면 부신에서 코티솔이 분비되어 항상성을 유지하려 하는데, 이 상태가 오랫동안 지속되면 부신 기능이 과로하여 지친다.

여기에 더해 갑상선 기능이 떨어져 에너지 연료로 사용되는 지질을 정상적으로 소모하지 못해 에너지 부족으로 스트레스를 만들면서 염증 상태에 놓여 콜레스테롤 수치가 증가한다. 갑상선 기능이 떨어지면 에너지 생산 부족으로 저체온이 되고, 저체온이 되면 면역세포의 활동이 둔해지니 몸의 염증 수치가 증가하고, 이를 해소하기 위해 간에서 콜레스테롤 생산을 늘린다.

이런 몸 상태 때문에 콜레스테롤 수치가 높았다. 부신 피로 상태가 지속하면 부교감신경이 억제되어 면역력이 떨어지면서 감기에 자주 걸린다. 또 증가한 독소 때문에 간의 해독 능력에 과부하가 걸려 몸은 늘 피로 상태에서 헤매게 된다. 이런 스트레스 상태가 지속되면 부신 피로뿐만 아니라 소화 기능이 떨어지는 악순환에 빠진다.

스트레스에는 정신적 스트레스 말고 식이 스트레스도 있다. 영양 불균형이나 소화력 부족으로 영양 흡수가 부족하면 생존에 위협이 되기 때문에 스트레스 상태가 된다. 이런 스트레스 상태가 계속되면 교감신경이 활성화되면서 소화 기능을 담당하는 부교감신경은 억제되어 소화력이 더 떨어지므로 영양소 흡수가 원활하지 못하게 되는 악순환에 빠진다. 영양소 부족은 에너지 생산 부족으로 이어져 저체온을 만든다.

소화 기능이 떨어지면 소장에서 장 누수가 발생하기 쉬워지고 이는 장이 과민하게 되어 자가면역질환인 과민성대장증후군이 된다. 설사와 변비가 반복되고 장이 차가워지면서 내장지방이 쌓여 마른 비만 상태에 빠지는 악순환으로 이어진다. 내가 불편을 느끼며 앓았던 감기, 고지혈증, 편도선염, 위경련, 갑상선암, 담석, 과민성대장증후군, 알레르기 비염 등의 증상이 모두 뿌리가 하나라는 사실을 그때는 몰랐다.

엎친 데 덮치고 또 덮친 격으로 감기 몸살로 계속 시달리다 보니 갑상선 기능이 떨어져 추위를 심하게 타게 되었고 몸이 차가워져 저체온증에 시달리다 드디어 갑상선 기능 이상으로 오후에는 체력이 바닥나 제대로 생활할 수가 없었다. 더 견딜 수 없어 병원에 갔더니 갑상선암이라고 했다. 임파선까지 전이되어 같이 제거해야 했다. 세 번째 수술도 성공했다.

그러나 몸은 크게 달라지지 않았고 약한 체력은 계속 나를 괴롭혔다. 감기약을 달고 살다 보니 소화 기능은 더 떨어지고 과민성대장증후군도 악화하고 거기에 알레르기 비염까지 보태졌다. 두 콧구멍으로 숨을 쉬어 본 기억이 아득하다. 늘 한쪽 코는 막혀 있었다. 잠잘 때는 입을 벌리고 잘 수밖에 없게 되고, 그러면 아침에 목이 따갑고 몸은 무거워 몸 상태가 엉망이었다. 겨울에는 마스크를 여러 개 준비했다. 마스크 없이는 움직일 수가 없을 정도였다. 숨을 쉬면 찬 공기가 바로 폐로 들어가는 느낌이고 가슴은 차가웠다. 겨울을 지내는 일은 지옥이었다.

이런 몸 상태로 술도 담배도 계속했다. 과로로 목이 붓고 건강이 엉망이 되어도 업무로 저녁 약속이 있으면 약국에서 항생제를 사 먹고 갔다. 인후가 심하게 부을 때는 항생제를 양주와 함께 먹었다. 항생제 2캡슐을 물 대신 술로 먹었다. 나중에 알았지만, 물 대신 알코올로 약을 먹으면 흡수율이 10배 이상 증가한다. 20캡슐의 항생제를 한꺼번에 먹어댄 셈이다.

이번에는 병원 건강 검진에서 담석이 발견되었다. 담석은 몸이 차가운 저체온일 때 주로 생긴다. 갑상선기능저하증은 저체온을 만들고, 저체온 상태가 장기간 지속하면 몸 안에 결석이 생긴다. 담낭 결석이 생기면 담즙 분비가 원활하지 못해 지질의 소화가 잘 안 된다. 지질의 소화가 잘 안 되는 소화불량 증상을 겪는 사람은 기름진 음식을 찾게 된다.

나는 담낭이 막혀 있어서 담석을 제거하려면 수술로 담낭을 통째로 제거해야 한다고 했다. 네 번째 해결책도 어김없이 수술이었다. 복강경 수술로 담낭을 제거하고 선물로 손톱 크기의 담석도 받았다. 쓸개 빠진 놈이 되었다. 병원의 치료법에 충실히 따르는 모범환자였다.

급기야 신경계까지 망가지기 시작

이후에 찾아온 질환이 허리디스크와 목 디스크였다. 목은 오래 전부터 다소 불편했지만, 일상생활을 못 할 정도는 아니었다. 어느 날 음식을 잘못 먹고 심한 설사를 한 후에 허리가 뻣뻣해지면서 움직이기 불편해지기 시작했다. 밤에 잠을 잘 수 없을 정도로 다리 통증이 심했다. 병원에서 응급조치를 받고 나서 교정치료를 받았다.

처음 아프기 시작한 후 2~3일이 지나자 왼손 검지에 힘이 빠져 물건을 집을 수 없게 되었다. 계단을 오를 때는 다리를 들 수 없어 손으로 들어올려야 했다. 스스로 움직일 수가 없는 상태가 되니 생활이 말이 아니었다. 아파봐야 건강의 중요성을 안다고 했던가? 하루하루 생활이 너무 힘들었다. 누구의 도움 없이 스스로 걸을 수 있다는 것이 얼마나 큰 복인지를 절실히 느꼈다.

척추 재활치료를 3개월 정도 받고 나서 허리디스크의 불편함이 해소되었다. 재활치료를 받는 동안에도 집에서 혼자 열심히 보조 운동을 하고 건강한 음식으로 식생활도 개선하면서 노력을 했다. 손가락의 빠진 힘도 돌아왔다. 허리디스크가 오기 전에 대부분 장이 경직되어 배를 만지면 딱딱하게 느껴진다고 한다. 배가 딱딱하면 뇌에도 스트레스로 작용해 신경질이 늘어나고 판단력도 떨어진다.

허리디스크를 치유하고 나니 이번에는 또 다른 친구가 찾아왔다. 녹내장이었다. 건강검진을 받았는데 안과 정밀검사를 받아보라는 통보를 받고 안과에서 정밀진단을 받은 결과 안압이 높아 시신경이 약해지는 녹내장 진단을 받았다. 안약을 넣어 안압을 낮춰주는 치료였다. 근본적인 회복은 안 되고 시신경이 끊어지지 않도록 안약으로 안압을 낮추는 방법이었다. 그냥 두면 실명할 수 있다는 설명도 들었다. 눈의 압력이 높아지는 원인은 눈에 많이 분포하는 모세혈관에 노폐물이 쌓여 혈액 순환을 방해해 안압이 높아졌기 때문이었다.

간 기능이 떨어지면 몸속의 노폐물을 신속하게 제거하지 못해 모세혈관이 막힌다. 눈의 모세혈관이 막히면 안압이 높아져 시신경을 눌러 약해지는 것이다. 꽤 오랫동안 치료를 받다가 이것은 근본적인 해결책이 아니라는 생각이 들었다. 그래서 자연치유를 통해 눈 건강을 찾아야겠다고 마음먹고는 식단을 바꾸고 건강식품을 섭취하여 지금은 병원 치료를 받지 않고 불편 없이 생활하고 있다.

내 몸을 일으킨 자연치유의 기적

어느 순간, 기적적으로 자연치유를 알게 되었다. 일단 처방약 복용을 그만두기로 과감한 결단을 내렸다. 스스로 해결하고자 새로운 방법을 궁리했다. 누구의 조언도 아닌 나의 독창적 아이디어로, 이열치열 치유법이었다.

감기에 걸리면 한여름일지라도 침대 위에 전기장판을 깔고, 방안 공기를 데우기 위해 전기 히터를 틀고, 한기를 느끼지 않기 위해 두꺼운 겨울 점퍼를 입은 데다가 이불을 뒤집어쓰고 땀을 내기 시작한다. 갈증을 해결하기 위해 포카리스웨트 큰 병 3개를 준비한다. 땀에 흠뻑 젖은 옷은 하루에 서너 차례 갈아입었다. 서커스단의 가설극장처럼 안방에 가설 사우나를 만든 것이다.

아내는 숨이 막혀 들어올 수도 없다. 비 오듯 땀을 흘리고 나면 열이 내리면서 근육통이 가라앉는다. 이렇게 주말 2박 3일 강행군을 하고 코끝을 만져보면 냉기가 사라지면서 감기가 떨어졌다. 이 방법은 체온을 상승시켜 면역세포의 활동을 높이고, 단식을 통해 자가포식을 활성화하고, 땀을 흘려 열을 내리고 통증을 완화한다.

감기에 걸리면 몸에 열이 나는 이유는 면역세포의 활동을 원활하게 해 바이러스를 제거하려는 우리 몸의 정상적인 활동이다. 바이러스는 33~35도의 저체온에서 활동이 활발해지는 반면에 면역세포는 37도 이상에서 활동이 활발해진다. 열을 내 면역세포의 활동을 독려하는 것이다. 바이러스는 이 37도 이상의 온도에서 증식이 억제된다. 이때 해열제와 진통제 투여는 면역 활동을 방해한다. 나는 여러 가지 변화를 시도하는 생활을 하면서 자연치유

공부로 얻은 지식을 실천했다. 효소 생식과 건강식품 등을 먹기 시작하면서 식습관도 바꿔갔다.

이때는 필요한 건강식품은 해외 사이트를 통해 직구로 많이 이용했다. 이제는 국내에서 효과가 좋은 상품들을 구할 수 있어 매우 편리하다. 이후로는 감기약을 처방받거나 항생제를 사 먹는 일은 없었다.

뜻이 있는 곳에 길이 있다고 지금은 1년 내내 감기로 드러누워 땀을 내는 일이 없어졌다. 알레르기 비염도 해결해 두 콧구멍으로 숨도 쉬고 있다. 과민성대장증후군도 해결해 김치를 물에 씻어 먹는 일은 더 하지 않으면서 매운 음식도 먹을 수 있게 되었다. 목이 붓고 통증이 심한 몸살도 사라졌다. 수술로 떼어낸 담낭과 편도선, 인파선, 갑상샘은 아직 구하지 못했지만(?) 예전의 불편한 증상은 모두 사라졌다.

손이 차가워 악수하기를 꺼렸던 시절도 이제는 추억이 되었다. 골프 라운딩 중 무릎에 통증이 오면서 걷기가 불편해지던 관절염도 해결한 덕분에 등산을 해도 무릎이 아프지 않게 되었다. 나이 들면 나타나는 관절염도 대수롭지 않게 여겨 불편을 감수할 일이 아니다. 연골은 재생되기 때문에 자연치유를 통해 회복될 수 있다.

건강 초보의 공부가 쌓여 전문가 수준까지

내 몸의 불편한 증상들을 해결하기 위해 건강 관련 서적부터 심리학 등 다방면의 서적까지 읽으면서 내 몸에서 떨어지지 않는 증상들의 근본 원인을 찾아 시간을 투자했다.

그러던 중에 사업이 기울면서 정신적 고통으로 제대로 잠을 잘 수 없게 되었다. 머리가 멍해지면서 몸이 붕 떠 있는 느낌이면서 피로했다. 아무리 잠을 자려 해도 2시간 후면 여지없이 깨버렸다. 마음도 안정을 찾기가 어려웠다. 오직 하나, 책을 보면 마음이 가라앉고 잡념이 사라졌다. 책이 나의 구세주였다. 공부할 수밖에 없는 상황이 만들어졌다고나 할까.

어쨌든 책 보는 습관이 붙으면서 새로운 건강지식을 접하는 것이 정말 즐거웠다. 그렇게 세월이 흘렀다. 15년 동안 1,200여 권을 읽느라 2만여 시간을 책 속에 묻혀 살았다. 따로 시간을 내서 공부하여 건강 관련 자격증도 여럿 취득했다. 거기에 심리상담사 자격증까지 더했다.

그동안 공부하고 체험한 내용을 바탕으로 나와 같은 고통을 겪는 분들에게 알리기 위해 강의도 하고, 식생활 개선 코칭도 하였다. 건강식품과 식생활 개선을 통해 다양한 증상으로 고통받던 사람들의 건강이 회복되는 사례도 경험했다.

만성질환은 식습관을 바꾸지 않고는 근본적으로 치유할 수 없다. 만성질환을 약물에 의존하면 시간이 지날수록 약의 가지 수가 늘어나게 되어 있다. 증상을 죽이는 치료가 아니라 몸을 살리는 치유라야 한다.

건강할 때는 내 의지대로 몸을 움직일 수 있지만, 건강을 잃고 내 맘대로 움직일 수 없다면 그때부터 내 몸은 짐짝이 된다. 병들어 누군가의 도움 없이는 거동하기 힘들다면 그때는 내 몸이 내 몸이 아니다. 건강은 건강할 때 지켜야 한다.

미국의 과학사학자 토머스 쿤(Thomas Kuhn)은 '패러다임'을 한 시대를 지배하는 과학적 인식, 이론, 가치관 등이 결합된 총체적 틀 또는 개념의 집합체로 정의했다. 《생명을 묻다》의 저자 정우현은 "한 시대의 과학을 설명하는 패러다임이란 진리라 볼 수도 없고 절대적인 가치를 전제하지도 않는다. 그것은 사회적 맥락과 시대의 요구에 따라 언제든 변동 가능한 하나의 관점이자 방법론인 것이다. 오늘날 과학계를 지배하는 물질적 생명관은 그것이 생명을 설명하는 최고의 길이며 유일한 방법이기 때문에 추구되는 것이 아니다."라고 패러다임의 변화 당위성을 말하고 있다.

나는 '치료에서 치유' 로 의학의 패러다임을 바꾸는 꿈을 꾸고 있다. 만성퇴행성질환의 검은 터널 입구라고 할 수 있는 비만을 해결하는 비만 힐링 프로그램을 운영하는 계획, 산모의 건강과 태아의 건강을 개선하는 새로운 자연분만 프로그램을 실천하는 일, 가공식품 범람의 시대에 필요한 체질별 해독 프로그램의 개발, 암 · 치매 · 관절염 · 알레르기 · 우울증 등의 만성퇴행성질환을 자연치유를 통해 퇴치하는 만성질환 전문 치유센터의 설립을 꿈꾼다.

이런 일은 패러다임의 대전환이 필요한 일로, 많은 뜻있는 분들과 함께 이루어야 할 절실한 장기 과제다. 만성퇴행성질환은 질병 관리에서 건강관리로 치유 패러다임의 대전환이 반드시 이뤄져야 한다.

건강은 부와 다르게 빼앗을 수는 없지만, 잃기는 쉽다. 쉽게 잃지만, 회복하는 데는 많은 고통과 비용이 든다. 이것이 건강관리라는 사전예방 개념이 중요한 이유다. 질병 치료는 질병이 걸린 이후의 사후처리 방식이다. 우리는 사실상 건강관리에 관한 한 학습된 무기력증에 빠져 있지 않은지 돌아보아야 한다. 질병관리는 사후약방문 같은 것이다. 효과적인 건강관리로 질병을 치료할 일을 아예 만들지 않는 것이 건강한 삶을 보장한다.

"건강관리가 먼저다. 제대로 된 음식이 답이다."

이 책을 내며 바라는 것

이 책을 읽으면 백세시대에 가장 중요한 건강에 대한 개념을 세울 수 있다. 질병 치료와 질환 치유, 건강관리의 개념을 정확히 이해하면 질환의 불안에서 벗어나 행복한 삶을 누릴 수 있다.

현대에 들어와 생활습관이 바뀌면서 갈수록 단순 포도당의 비중이 높아지고, 간식·과식·야식·폭식(먹방)으로 주 7일, 하루 24시간 소화흡수작용이 계속되는 비정상적인 상태에 빠져 있다. 식습관의 잘못으로 영양 불균형의 심화와 더불어 소화기관이 쉬는 시간을 주지 않아 자가포식이라는 독소와 노폐물의 청소 배출 시간을 앗아가는 생활습관이 건강을 해치는 가장 근본적인 문제다.

이런 잘못된 식습관은 약물로 고칠 수 없다. 건강은 약물로 증진할 수 없다. 건강은 자신이 챙기는 것이다. 현대의학은 만성질환의 발병 원인을 제대로 찾지 못하고 증상만을 억제하는 데 치중한다. 만성질환은 세균이나 바이러스, 외상으로 발생하는 질병을 제외한 나머지 질환을 말한다. 가장 큰 문제는, 음식으로 치유할 것을 약으로 치료하는 것이다.

이 책을 통해 스스로 건강을 관리할 수 있도록 자연치유의 원리와 어떤 음식을 섭취해야 하는지를 알게 될 것이다. 몸의 원리를 이해하면 스스로 건강관리를 할 수 있게 되고, 어떤 음식을 먹는 것이 현명한 선택인지를 판단할 지혜를 얻게 될 것이다. 질병에 걸리고 나서 좋은 병원을 찾는 일보다 질병에 걸리지 않도록 평상시에 건강을 관리하는 방법을 깨우치는 일이 우선이다. 아직 건강관리에 대해 배우지 못했더라도 상관없다. 이제라도 늦지 않았다. 질병 치료와 건강관리를 구분하는 지혜를 통해 백세건강을 지키는 디딤돌이 되기를 기대한다.

| 감사의 글 |

공부할 수 있는 기회와 도움을 주신 많은 선생님들께 감사드린다. 특히 오운육기 건강학을 가르쳐 주신 고계 이학송 선생님, 한의학의 기본인 장부경혈학과 본초학, 명리학 등을 가르쳐주신 통원서당 강목년 선생님, 식생활과 다이어트 이론을 가르쳐 주신 한국음식문화교육협회 한민학 회장님과 여러 선생님께 감사드린다.

이 책을 쓸 수 있게 배려해 주신 백종헌 회장님께도 감사를 드리며 인생의 멘토로 채찍질을 아끼지 않은 최기영 선배님께도 고마움을 전한다. 또한 공부할 수 있도록 사무실 한 켠을 내준 김대준 사장께도 감사를 드린다. 또한 오랜 시간 격려를 아끼지 않은 이영목 사장께도 감사를 드린다. 김태오 학우에게도 고마움을 전한다. 마음이 헛헛할 때 고향의 품에 안길 수 있도록 자리를 내준 친구 송영우에게도 감사의 마음을 전한다.

이 외에도 신세를 진 많은 분들께 감사한 마음을 전하고 싶다. 신경질과 짜증을 잘 내는 남편을 잘 견뎌주고 생활고로 어려울 때 기꺼이 생활전선에 뛰어들어 경제적 문제를 해결하면서 지금까

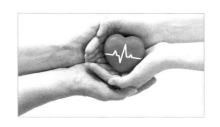

지 후원해준 아내 이명숙에게 감사한 마음을 전한다. 여러 어려움 속에서도 부모님 모시느라 더 많은 마음을 써 준 아내의 천사 같은 정성과 마음 씀에 깊은 고마움도 더불어 표현하고 싶다.

부모님께도 감사를 드린다. 구순 전후 되신 부모님께서는 지금도 늘 아들을 걱정하고 계신다. 부모님께 걱정을 끼치지 않기 위해서도 더욱 건강에 힘쓰리라 다짐도 한다. 내가 배운 건강지식으로 구순이신 부모님을 모시면서 건강한 모습을 지켜보는 것도 큰 보람이다.

나와 같은 질병이나 증상으로 고생하는 많은 분에게 내 경험을 알려 희망을 드리면서 나을 수 있다는 사실을 전하고 싶어 이 글을 쓴다.

이나마 건강을 회복하여 책까지 내다니, 참으로 고마운 일이다.

송춘회

이 책의 주제는 건강관리다. 그냥 건강관리가 아니라 '자기 주도' 건강관리다. 그래서 '치료'가 아니라 '치유'에 관해서 얘기한다. 현대 서양의학에서 병을 고치는 치료를 받으려면 의사에게 내 몸을 온전히 맡기는 수밖에 없어서 자기 주도적일 수가 없다. 그러나 자연의학의 치유는 먹고 생활하는 것으로 '몸'을 고치는 일이라서 자기 주도적이지 않고서는 할 수 없는 일이다. 그러므로 이 책에서 건강관리는 '**병을 치료하는 일이 아니라 몸을 치유하는 일**'이다.

먼저 |들어가는 글| **에서는** 건강관리를 어떻게 할 것인지 개괄적으로 살펴보고, 저자가 몸소 겪은 생생한 경험담으로 왜 자연치유가 답인지를 증언한다.

모두 6개 장으로 구성된 본문에서는 풍부한 의학지식과 임상경험 사례, 그리고 건강관리에 관한 깊은 지혜로 치유의 구체적인 방법론과 실천 지침을 제시한다.

[제1장 건강에 관하여]에서는 인간은 어떻게 진화해왔는지, 서양의학과 자연의학은 어떻게 다른지 설명하고 어떻게 건강을 지킬 것인지 방법론의 대강을 제시한다.

[제2장 만성퇴행성질환에 관하여]에서는 만성 퇴행성 질환의 원인을 밝히고 현대 서양의학이 신봉하는 대증요법의 한계와 문제점을 지적한다. 그리고 당뇨 치유의 원리와 염증에 관한 개념과 원인을 개괄하고, 가공식품이 왜 만성퇴행성질환의 원인이 되는지를 밝힌다.

[제3장 항상성에 관하여]에서는 항상성의 개념과 작동 체계를 개괄하고, 항상성 유지에 관련된 9가지 요소를 건강관리에 연계하여 설명한다. 그리고 항상성 유지를 위한 세포 수리 및 교체, 항상성을 지탱하는 세 가지 시스템, 항상성이 무너지면 나타나는 증상에 관해 설명한다.

[제4장 장 건강에 관하여]에서는 소장의 역할이 무엇인지, 장내미생물이 왜 중요한지, 장 누수란 무엇인지를 상술하고, 건강해지려면 먼저 장 건강부터 챙길 것을 제안한다.

[제5장 해독에 관하여]에서는 왜 해독이 필요한지를 제시하고,

독소가 쌓이는 이유와 증상, 해독의 원리와 시기, 적용 대상에 관해 구체적으로 알아본다.

[제6장 자기 주도 건강관리법의 핵심]에서는 식습관 개선하기, 생활습관 개선하기에 관한 구체적인 실천 지침을 제시하고, 그밖에 건강관리를 위해 필요한 것들을 제시한다.

그리고 요소요소에 tip[알아두면 유익한 건강정보]를 배치하여 좀 더 전문적이고 구체적인 건강정보와 의학지식을 설명함으로써 독자의 이해를 돕고 있다.

| 차례 |

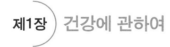

제1장 건강에 관하여

01. 인간은 어떻게 진화해왔을까? ·046

제3장 항상성에 관하여

제4장) 장 건강에 관하여

제5장) 해독에 관하여

제6장) 자기 주도 건강관리법의 핵심

제1장

건강에 관하여

전염성 질병 치료의 패러다임에 갇혀 약물이나 수술 위주의 치료를 하는 현대 서양의학은 식생활과 영양 위주의 방법으로 치료의 패러다임 대전환이 필요하다. 그리고 우리도 기존의 약물치료 위주의 건강관리가 아니라 생활습관의 변화가 선행되는 건강관리 패러다임의 대전환이 필요하다.

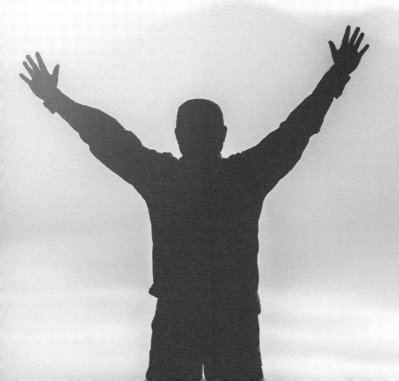

01. 인간은 어떻게 진화해왔을까?

700만 년 전에 아프리카에서 시작된 인류의 조상은 400만 년 전 영장류와 분리되었다. 영장류와 분리된 인간은 약 350만 년 전부터 육식을 시작했으며, 나무에서 주로 생활하던 인류의 조상은 180만 년 전에 지상으로 내려와 직립보행을 하게 되었다. 수렵과 채집을 통해 풍족한 영양 상태를 유지하였으며, 특히 도구를 사용하면서 큰 동물의 골수도 섭취할 수 있게 되었다. 그에 따라 약 250만 년 전부터 100만 년 동안에 뇌가 극적으로 커졌다.

1. 마블링 소고기가 1등급이라고?

인간은 약 120만 년 전부터 불을 사용해 음식을 익혀 먹기 시작했으며, 대략 40만 년 전부터 불에 익힌 고기를 본격적으로 먹기 시작한 것으로 보인다. 이때 우리 조상은 살코기보다는 기름진 부위를 더 선호한 것을 알 수 있다. 호랑이도 사냥감을 내장부터 먹는 식습관을 가지고 있다. 효소가 풍부해 소화하기 쉽고 기름지기 때문이다.

정착 생활 이전 수렵 채취 생활을 하던 우리 조상들은 기름진 고기를 더 좋아했다. 농경이 시작되기 전의 수렵 채취 생활을 할 때 곡물은 가을에 먹을 수 있는 별미에 불과했다. 주식은 고기와 과일이었다. 농경 생활을 통해 정착하기 시작한 이후 곡물 위주 식생활로 급격하게 바뀌면서 현재의 식단은 90% 가까이 곡물과 채소로 채워진다. 곡물 위주의 식단이 계속되면서 현대인에겐 특히 섬유질과 칼슘, 칼륨이 많이 부족해졌다. 곡물 위주의 당질 과잉 시대가 되면서 충치부터 시작해 비만을 거쳐 만성질환까지 빠르게 번지고 있다.

마블링된 고기는 우리 구석기 조상이 먹던 그 고기가 아니다. 이름만 같은 고기일 뿐이다. 풀을 먹고 자라야 할 소, 염소, 돼지, 닭이 모두 곡물을 주식으로 사육되고 있다. 여기서 문제가 시작된다. 값싼 곡물로 만든 사료는 원래 가축이 주식으로 먹는 것이 아니었다. 이런 먹이의 변화로 나타나는 부작용이 바로 빨리 크고 살이 찌는 비육우가 되는 것이다. 잘못된 사료로 인해 몸속에 염증이 만연해 지방이 늘어나면서 1등급 마블링 상태가 되는 비만한 소고기가 되는 것이다. 그러니까 우리는 건강하지 못한 병든 소고기를 1등급 고기라며 좋아라고 먹는다. 방목을 통해 풀을 먹고 자라 마블링이 거의 없는 소고기와 곡물, 특히 옥수수 사료를 주식으로 자란 마블링 소고기는 몸에서 전혀 다른 작용을 한다. 방목으로 큰 소고기는 몸에 활력을 공급하고, 마블링 소고기는 몸에 염증을 일으키는 독소로 작용하여 만성질환의 촉진제가 된다.

2. 산업혁명과 가공기술의 발달

산업혁명으로 생산에 투여되는 노동시간의 증가로 음식을 조리하는 시간이 줄어들면서 가공식품 산업이 급속도로 발달하였다. 가공식품이 발달할수록 자연으로부터 멀어져 엔트로피를 증가시키고 질병을 만연시키는 최악의 건강상태로 빠져들고 있는 것이 현실이다.

적어도 먹거리에서는 과학의 발전과 가공식품 산업의 번창이 건강을 악화시키고 있다. 그 결과로 만성질환이 넘쳐나는 현실이 되었다. 과학의 발전은 백신을 개발하고 항생제를 만들어 박테리아, 바이러스가 원인인 전염성 질병의 퇴치에는 크게 이바지했지만, 만성질환에는 거의 도움이 되지 못하고 있다.

식용유는 핵산을 첨가해 화학적으로 뽑아낸다. 산소 흡착력을 상실한 가공 식용유로 우리 몸은 산소 부족으로 허덕이고 있다. 질소 고정기술의 발명으로 시작된 질소비료 농법은 영양실조 채소를 만들어내고 있다. 거기다 농토에는 퇴비를 넣지 않아 미네랄

고갈로 산성화되어 미생물이 부족한 땅에서 채소가 제대로 건강하게 자랄 수 없게 된다. 그래서 농약에 의지해 채소를 억지로 키우게 되는 농사가 현재의 실정이다.

진딧물 등 농작물을 해치는 벌레들이 극성을 부리는 이유는 농작물이 영양결핍으로 항산화력이 부족해졌기 때문이다. 벌레들이 먹기 좋은 상태로 자라서 벌레가 늘어난다. 벌레가 많아서 농약을 하는 것이 아니라, 채소가 영양결핍으로 벌레가 공격하기 좋은 상태가 되어 농사가 잘 안 되니 농약을 들이붓는다.

비료 사용과 미네랄이 부족한 땅에서 자란 채소는 농약에 의지하지 않고는 수확할 수 없게 된다. 이렇게 수확된 채소는 쉽게 물러져 녹는 현상이 나타난다. 영양결핍 때문이다. 이런 채소를 먹어 우리 몸이 필요로 하는 영양소를 섭취하려면 엄청난 양을 먹어야 한다.

종자 개량 기술은 밀의 글루텐 함량 증가와 과일의 당도 증가로 나타나고 있다. 이는 유전자에 불리한 변화다. 여기에 더해 가공 기술의 발달은 몸에 더욱 부담을 주는 방향으로 진행되고 있다. 종자 개량으로 식량 공급 증가와 음식 구매 비용은 낮췄지만, 질병을 키우는 방향으로 진행되고 있는 것이 큰 문제다. 곡물의 품종 개량도 전분의 증가 위주로 개량되어 수확량은 늘어나면서도 미네랄 함량은 더욱 부족해지고 있다.

밀의 종자 개량은 밀가루 음식의 쫄깃한 식감을 늘리기 위해 재래종 밀보다 글루텐 함량이 4배 이상 늘어난 밀을 만들어냈다. 이는 소화기에 부담으로 작용하여 소화에 더 많은 에너지를 소모하고 있다. 소화불량을 초래하는 문제가 점점 심해지고 있다.

과일의 종자 개량도 과일의 당도(브릭스)를 증가시키는 방향으로 개량이 이뤄지고 재배 과정에서 호르몬을 추가해 수확량을 늘리고 있어 미네랄 함량은 갈수록 줄어들고 있다. 여기에 더해 가공 기술의 발달로 곡물과 과일에서 미네랄 대부분이 들어있는 껍질을 제거해버리기 때문에 이를 섭취하면 할수록 영양 불균형은 심해지는 악순환에 빠져들고 있다.

가공기술의 발달로 식용유, 설탕, 밀가루, 쌀을 원료로 만든 당질 위주 상품이 쏟아져 나오고 있다. 소금도 예외가 아니다. 정제된 밀가루와 같은 것이 정제염이다. 가공식품 대부분은 원가 절감과 일정한 맛을 유지하기 위해 천일염 대신 정제 소금을 쓴다. 정제염을 사용한 유기농 제품도 버젓이 팔리고 있다.

독소의 문제도 심각하다. 독소와 노폐물, 미세먼지, 농약, 제초제, 화학식품첨가물, 비닐과 플라스틱 용기 등에서 독소가 몸속으로 스며들고 있다. 우리 몸의 구조를 담당하는 물질이 지질, 단백질, 미네랄, 당질이다. 당질은 세포를 구성하는 데 1%가량밖에 필요하지 않다. 지질의 변형과 미네랄의 결핍, 당질의 과잉 섭취가 건강을 위협하고 있다. 자연의 먹거리를 회복시켜야 한다.

전염성 질병 치료의 패러다임에 갇혀 약물이나 수술 위주의 치

료를 하는 현대 서양의학은 식생활과 영양 위주의 방법으로 치료
의 패러다임 대전환이 필요하다. 그리고 우리도 기존 약물치료 위
주의 건강관리가 아니라 생활습관의 변화가 선행되는 건강관리
패러다임의 대전환이 필요하다.

02. 서양의학 vs. 자연의학

최근 우리나라 사망 원인 통계를 보면, 자살을 제외하고는 대부분 만성질환, 즉 생활습관병에 따른 사망이다. 현재 병원 치료를 받는 환자의 90% 이상이 만성질환 환자다.

의학은 전통 자연의학과 현대 서양의학으로 양분된다. 현대 서양의학 이론의 가장 큰 약점은 병에 걸리는 원인이 한 가지라고 전제하는 것이다. 즉, 세균이 원인이라는 것이다. 원인을 밝히지 못하는 질병에 대해서는 '증후군'이라는 병명을 붙이고, 기존의 질병 유형에 맞지 않으면 '신경성'이라 한다.

자연의학과 서양의학으로 구분하는 이유는 질병의 원인을 찾는 방법과 치료법이 분명하게 다르기 때문이다. 교통사고로 긴급한 수술이 필요할 때, 심장 수술, 골수이식, 급성전염병으로 위급한 상황일 때 등의 시간을 다투는 급성 전염성 질환이나 외상에는 서양의학의 대처 능력이 더 뛰어나다. 그 반면에 시급을 다투는 문제가 아닌 생활습관이나 식습관의 문제로 나타나는 자가면역질환이나 만성질환에는 자연의학이 더 위력을 발휘한다.

현대의학의 질병 개념의 바탕에는 파스퇴르의 병원균 이론이 있다. 병원균이 침입한 자리에 따라 특정 부위를 치료하게 된다. 현대의학의 주된 주장은 질환별로 각기 원인이 다르다는 것이다. 따라서 각각의 질병에 대한 특정 원인을 발견하여 이를 제거하는 것이 치료의 핵심이다.

병원에서는 세균이 질병의 주요 원인일 때의 치료법인 대증요법을 사용하여 질병을 치료한다. 증상이 나타나는 부위 위주로 치료한다는 것이다. 그래서 내과, 외과, 비뇨기과, 안과, 이비인후과, 피부과 등으로 전문 분야를 나눈다. 대증요법을 주 치료법으로 사용하는 현대 서양의학은 2차 세계 대전 이후 항생제의 발달, 진단과 수술 기술의 향상을 통해 급속히 발전했다. 특히 통증을 잡는 데 탁월한 효과를 나타내는 진통제를 통해 환자의 불편을 신속하게 해결함으로써 현대의학이 크게 발전했다.

이와 다른 개념의 이론이 있다. 질병의 원인을 병원균이 아니라 신체 내부 환경으로 보는 개념이다. 외부에서 침입한 병원균이 아니라 우리 몸의 내부 환경이 얼마나 건강한가에 초점을 맞춘다. 같은 장소에서 코로나 감염자와 접촉하더라도 누구는 감염되고, 누구는 감염되지 않는 일은 내 몸의 환경이 바이러스가 살기에 적합하게 오염되어 있느냐 아니냐의 문제로 결정된다는 의미다.

1. 현대 서양의학이 하지 못하는 것

　그런데 현대 서양의학은 외부침입자인 박테리아가 아닌, 영양 불균형이나 스트레스 등에 의한 내부 면역력 부족으로 나타나는 질환에 대해서는 이렇다 할 치료법을 찾지 못하고 있는 현실이다.

　만성질환을 치료하기 위해 패러다임의 전환이 그래서 더욱 중요하다. 유전자 조작이나 합성 화학물질로 만들어진 약을 사용하는 현대의학은 만성질환을 해결하지 못한다는 문제가 있다. 자연으로부터 멀어져 있기 때문이다.

　모든 패러다임에는 한계가 있고 언젠가는 그 한계에 직면한다는 사실을 상기할 필요가 있다. 만성질환 치료법이 지금 그 한계에 직면해 있지는 않은지, 현실을 비춰보면 변화는 반드시 오게 되어 있다. 문명이 발전할수록 심장질환이나 뇌질환 같은 순환기계질환이나 암, 알레르기, 아토피, 류머티즘, 갑상선질환 같은 자가면역질환이 늘어난다.

　현대의학이 발전할수록 암센터는 점점 규모가 커지고 있다. 현대의학의 치료 패러다임이 한계에 직면했다.

　1977년 미국 상원은 '영양문제특별위원회 보고서'를 통해 미국인의 당면한 건강 문제의 해결책을 제시했다. 사망률이 가장 높은 심장질환, 암, 당뇨 등 자가면역질환은 현대의학으로 해결될 수 없음을 인식하고, 그에 대한 대책으로 식생활의 개선과 운동 등을 통한 기본적 건강관리를 할 수 있도록 대국민 홍보를 대대적으로 실행했다.

2000년에 미국 클린턴 대통령은 백악관에 대체의학위원회를 설치했다. 미국인의 80% 정도가 대체의학 전문가들에게 건강을 상담하고 있는 미국의 현실이 반영된 정책이다.

2. 자연의학이 할 수 있는 것

자가면역질환을 포함한 생활습관병의 원인은 식단과 식습관의 잘못이 가장 크다. 식약동원(食藥同原), 즉 음식과 약은 뿌리가 같다. 음식이 곧 약이라는 뜻이다. 따라서 만성질환 치료제는 약이 아니라 음식이다. '서양의학의 아버지' 라는 히포크라테스도 "음식으로 고칠 수 없는 병은 약으로도 고칠 수 없다" 고 했다.

가장 오래되고 확실한 질병 치료 약은 바로 음식이다. 어떤 음식을 먹느냐에 따라 질병에 걸리지 않을 수도 있고, 걸리는 질병의 종류도 달라질 뿐만 아니라 치료 효과도 달라진다. 따라서 가공식품이 넘쳐나는 현실에서 이제 우리는 광고 및 마케팅 측면에서 거짓 주장이나 잘못된 주장으로부터 건강을 해치지 않고 보호받을 권리를 찾아야 한다.

자연의학의 치유 이치를 이해하는 것이 몸을 지키는 데 도움이 된다. 자연의학은 오랜 전통으로 검증된 7가지 원칙에 따라 치유 작용을 한다.

첫째, 안전하고 효과적인 자연요법을 이용한다. 음식이나 천연물질을 이용하는 자연요법은 부작용이 거의 없다. 천연물질은 세포수용체 친화적이다. 천연물질은 세포를 살린다.

둘째, 신체가 가지고 있는 자연치유력을 이용한다. 화학적 합성 약물이나 수술 등의 외부의 힘을 이용하는 것이 아니라 음식 등 자연 물질을 통해 내 몸이 본래 가지고 있는 면역력을 증진한다.

셋째, 증상 억제가 아니라 원인을 찾아 치료한다. 증상을 억제하는 치료는 만성질환을 만든다.

넷째, 예방 치료가 중요하다. 질병으로 악화하기 전의 미병 상태에서 치유 작용을 촉진한다. 치유는 외부의 힘을 빌리는 것이 아니라 내 몸 안에 이미 지닌 질병을 이기는 힘인 자연치유력을 이용하는 것이다.

다섯째, 심신의 균형을 추구한다. 건강이란 최적의 신체적, 정신적, 정서적, 영적 행복을 말한다. 자율신경의 균형 유지를 통해 조화로운 건강상태를 유지하는 일이 기본이다. 영양 공급을 제대로 하고 나서 정신적 안정을 추구한다.

여섯째, 기계론적 관점이 아니라 전인적 관점에서 치유한다. 신체기관을 각각 분리해서 보지 않고, 상호연관된 유기체로 본다. 인간의 몸은 기계의 부품처럼 따로 떼어낼 수 있는 것이 아니다.

일곱째, 약과 영양소의 섭취 방법을 구분한다. 약은 독성으로 인한 부작용이 있어 섭취량과 섭취 방법을 엄격히 제한하고 있다. 영양소는 식품에 해당하므로 필요한 양을 충분히 섭취해야 효과를 볼 수 있다.

약은 독성을 통제하기 위해 최소한으로 섭취해야 하고, 음식인 영양소는 허기를 없애기 위해 충분한 양을 섭취해야 한다. 권장섭취량은 개인의 건강상태를 고려하지 못한다는 약점이 있고, 여러 달을 싼 비용으로 먹을 수 있다는 마케팅 요령이 개입되거나 몸의 생리작용과 영양소의 관계를 충분히 고려하지 못했기 때문에 저용량의 영양제가 넘쳐난다. 공해 물질과 가공식품의 식품첨가물이 넘쳐나는 현실에서는 이런 독소와 노폐물을 몸 밖으로 제대로 배출하기 위해 충분한 양의 영양소 섭취가 매우 중요하다. 권장섭취량에 얽매이지 말고 효과를 볼 때까지 섭취하는 것이 중요하다.

3. 어떻게 건강을 지킬 것인가?

건강을 지키기 위해서는 필수 지방산, 필수 아미노산, 미네랄, 비타민 등 40가지 이상의 필수 영양소를 공급받아야 하는데, 가공식품 등 영양이 불균형한 식사를 해서 단 한 가지 영양소라도 부족하게 되면 생명의 사슬이 망가지고 나아가 건강상태가 나빠져 질병을 부르게 된다.

질병은 부족한 영양소에 의해 발생한다. 외부침입자인 박테리아나 바이러스, 중금속, 화학물질이 원인이 아니라 이를 처리하는 세포의 능력, 즉 몸의 환경에 달려 있다는 뜻이다. 영양소가 부족하여 세포가 이를 제대로 처리하지 못하면 병이 되고, 이런 이물질을 세포가 제대로 처리하면 병에 걸리지 않게 된다. 적절한 운동은 이물질 처리 활동을 촉진하는 보조 수단이다.

서양의학은 자각 증상이 있고 검사에서도 이상이 발견되는 질병 상태를 치료하는 데 치료의 초점이 맞춰져 있다면, 자연의학은 미병 상태일 때부터 고친다는 점이 다르다. 미병이란 환자가 느끼는 불편한 증상은 있지만, 검사에서는 이상이 없는 상태를 말한다. 세포의 에너지 파동이 교란되어 다른 세포의 에너지 파동 혹은 외부 분자의 에너지 파동과 공명할 수 없어 세포의 기능 이상이 생기는데, 이를 미병이라고 한다.

이런 미병 상태에서는 에너지 파동의 교란에 따라 환자는 불편한 증상을 호소하는데 전체 구조에는 아직 변화가 없으므로 병원에서 종합검사를 해도 뚜렷하게 질병이 나타나지 않는다. 이 미병 상태가 지속하면 구조의 변화가 생기는데, 이때가 되어야 질병으로 판명이 된다.

현대 서양의학에는 난치병이 있다. 난치병이란 현대 서양의학으로는 낫지 않는다고 지정된 병이다. 질병 치료와 건강관리의 대상은 우리 몸이다. 질병 치료는 박테리아, 바이러스, 독성 화학 물질 등의 외부 이물질이 우리 몸에 침입하여 나타난 증상을 해결하는 방법이다.

질병 치료의 방법은 크게 두 가지로 구분한다. 하나는 우리가 흔히 접하는 약이나 수술로 외부침입자를 제거하는 방법이다. 현대 서양의학 관점의 치료법이다. 또 하나는 영양 공급을 통해 몸을 구성하는 세포의 기능을 정상화하는 방법이다. 특히 면역세포의 기능(면역력)을 강화해 면역세포가 이물질을 제거하게 하는 방법이다. 히포크라테스가 말한 "내 몸속의 100명의 의사"가 바로 이 면역세포다. 면역력을 높여주면 우리 몸은 스스로 치유 활동을 한다.

우리 몸의 기관은 수백 개의 조직으로 구성되어 있으며, 조직은 수백억 개의 세포로 이뤄져 있다. 소화기계, 내분비계, 림프계, 심혈관계, 생식기계, 골격근계 등의 기관을 이루는 기본 단위는 세포다. 따라서 필요한 영양소 공급을 통해 세포의 구조와 기능을 잘 관리해 각각의 조직이 제 기능을 발휘하도록 하면 질병에 걸리지 않는다. 이것이 건강관리의 핵심이다.

질병에 걸렸을 때도 세포를 살리는 것이 치유의 핵심이다. 고장난 세포를 살리는 것이 치유다. 세포를 살리는 것은 영양물질이다. 그래서 세포는 약으로는 살릴 수 없다. 약은 단지 증상을 완화해줄 뿐이다. 박테리아에 오염되거나 바이러스에 감염된 세포에 처방약을 투여하여 박테리아나 바이러스를 죽이더라도 손상된 세포 자체의 구조나 기능이 복원되지는 않는다. 필요한 영양물질이 공급되었을 때라야 가능하다.

모든 질병은 염증에서 시작된다. 그러면 염증이 나쁘다고 생각하게 된다. 그런데 염증의 본래 목적은 세포 속의 이물질, 즉 중금속, 화학물질, 약 성분, 바이러스 등을 몸 밖으로 내보내기 위한 적극적 활동이다. 이 활동에는 에너지가 필요하다. 이러한 이물질이나 노폐물을 몸 밖으로 내보내기 위해 면역작용을 하는 비만세포에서 히스타민을 분비해 모세혈관을 확장한다. 모세혈관을 확장하여 면역세포를 불러 모으면서 에너지 생산과 조직 재생에 필요한 영양물질과 산소를 집중적으로 배치한다. 이때 가려움, 부종, 발적, 발열, 통증, 괴사 등이 나타난다. 이렇게 해서 순조롭게 이물질이 청소되면 염증 작용은 사라진다.

여기까지는 좋은 염증 작용이다. 그런데 처리해야 할 이물질이 면역세포가 감당할 능력보다 더 많거나 에너지가 부족하고 면역세포의 수가 부족하게 되면, 염증은 사라지지 않고 계속되어 만성염증으로 진행된다. 장기간 계속되는 만성염증은 질병으로 악화하기 때문에 질병은 염증에서 시작된다고 말하는 것인데, 정확히 말하면 염증이 원인이 아니라 염증은 일으키는 원인물질인 중금속, 화학물질, 대사 산물인 활성산소 등의 이물질이 원인이다. 더 근본 원인은 이들 이물질을 처리할 수 있는 우리 몸의 면역력이다.

후성유전학이란 무엇인가?

후성유전학(Epigenetics)은 타고난 유전자 형질인 DNA 서열 자체는 변화시키지 않으면서 DNA의 작동 스위치를 끄거나 켜서 반응을 변화시키는 작용을 연구하는 학문이다. 고유의 DNA는 변하지 않지만, 영양소 등으로 인한 환경이 DNA가 작동되는 방식에 영향을 줄 수 있다는 데 초점을 둔다.

후성유전으로 나타나는 유전자 작동 패턴의 수는 인간 게놈의 2만 3,000 개 유전자보다 50~100배나 많다고 하니 어떤 음식을 먹느냐가 얼마나 중요한지 잘 말해준다. 즉, 음식이나 환경의 변화에 따라 몸의 반응이 달라진다는 것이다. 무엇을 먹느냐가 건강을 좌우한다는 말이다. 어떤 음식을 선택하느냐에 따라 질병의 스위치가 켜지기도 하고 꺼지기도 한다니 참으로 놀라운 일이 아닌가. 유전이냐, 환경이냐의 문제에서 같은 유전자라도 식생활 등 환경이 달라지면 몸 상태가 달라진다는 말이다.

후성유전학에 따르면 유전자와 환경은 어떤 방식으로 상호작용하는가, 어떤 환경에서 사는가, 무엇을 먹는가, 어떤 생활습관을 갖는가에 따라 유전자의 작동 상태가 달라진다. 사람의 몸을 구성하는 50~100조 개의 모든 세포 속에는 염색체가 들어 있고, 이 염색체 속에 다른 동물은 물론이고 개인을 구별 짓는 인간의 핵심 정보인 DNA가 들어 있다.

유전학자들은 이 DNA가 인간에 관한 모든 것을 결정한다고 주장한다. 유전자 결정론이다. 이 유전자 결정론에 근거한 전 세계적 연구가 진행되었다. 암과 같은 나쁜 질병 유전자 스위치는 끄고, 좋은 유전자의 스위치만 켤 수 있다면 질병 없는 세상이 오지 않을까.

제2장

만성퇴행성질환에 관하여

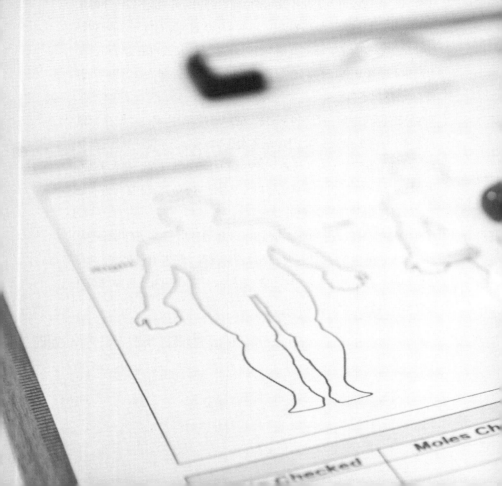

변화는 습관의 밖에 있다. 습관대로 하면 질병은 고치기 힘들다. 그래서 만성질환을 고치려면 반드시 기존의 식습관과 생활습관을 바꿔야 한다.

그러나 습관은 좀처럼 바뀌지 않아서 고혈압, 고지혈증, 당뇨 등의 무서운 질환으로 악화하기 쉽다. 이런 상황을 막으려면 식습관을 바꾸는 행동부터 실천해야 한다.

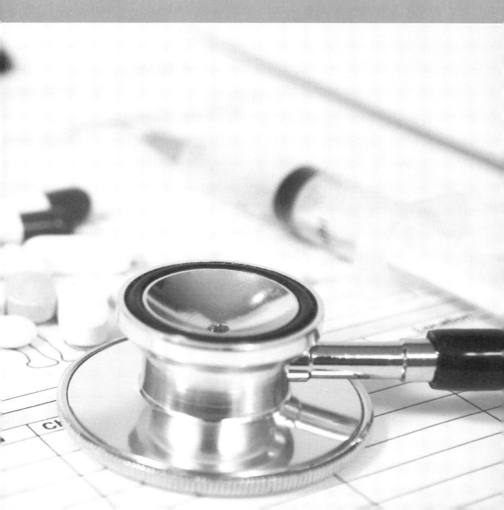

01. 만성퇴행성질환의 원인

만성퇴행성질환의 원인은 스트레스로 인한 독소와 노폐물이다. 여러 스트레스 중에서 가장 원초적인 스트레스가 영양 결핍에서 오는 식이 스트레스로, 만성퇴행성질환의 일차적 원인이다. 생활습관은 부차적 원인이다. 대사증후군이 만성질환의 원인이 아니다. 만성질환의 원인은 따로 있다. 음식 섭취 잘못으로 인한 영양 불균형이 진짜 원인이다. 태워지는 영양소 과잉, 태우는 영양소 부족의 불균형이 문제의 핵심이다. 미네랄, 비타민과 같은 태우는 영양소가 부족하면 당질, 지방질, 단백질 같은 태워지는 영양소는 가치가 없다고 할 수 있다.

음식이 공업화되면서 가공식품이 식탁을 점령했다. 가공식품은 미네랄, 비타민, 섬유질, 항산화제가 부족하다. 영양 과잉의 시대라는데 영양 결핍이 만연하다니, 아이러니다.

최소량의 법칙에 따르면 질병의 원인은 가장 부족한 영양소에 의해 결정된다. 따라서 넘치는 태워지는 영양소(대량영양소, 열량영양소)가 원인이 아니라, 부족한 태우는 영양소(소량영양소)가 원인이기 때문에 영양 결핍이라는 것이다. 태워지는 영양소가 과잉 섭취되는 현실이지만, 태우는 영양소 부족 때문에 태워지는 영양소를 대신 더 먹게 되는 것이다. 태우는 영양소가 부족하지 않으면 태워지는 영양소를 지금처럼 더 많이 먹는 일은 없을 것이다.

1. 식습관

영양 부족으로 인한 식이 스트레스는 식단의 불균형으로 나타나는 가장 원초적인 스트레스다. 우리 몸을 만들고 활동 에너지를 공급하는 일을 하는 데 꼭 필요한 물질이 영양소다. 지구상에 존재하는 생물은 영양소를 만드는 방식에 따라 두 종류로 나뉜다. 식물과 같이 영양소를 스스로 만드는 독립영양생물과, 동물처럼 영양소를 외부로부터 공급받아야 하는 종속영양생물이 있다.

우리 인간은 영양소를 스스로 만들 수 없어서 외부로부터 공급받아야 하는 종속영양생물이다. 생명을 유지하고 활동하려면 에너지가 필요하고 에너지를 생산하려면 영양소가 공급되어야 한다. 그런데 사람은 스스로 영양소를 만들 수 없으니 외부로부터 음식을 통해 공급받아야 한다.

생명 유지에 꼭 필요한 작용이 에너지 생산이다. 에너지를 생산하려면 반드시 있어야 할 원료가 대량영양소와 산소, 효소 및 미량영양소다. 밥을 지으려면 쌀, 물, 솥단지와 불을 지필 장작이 있어야 한다. 쌀은 에너지원이고, 솥단지는 에너지를 만드는 촉매인 효소이고, 장작은 미네랄과 비타민이다.

단백질을 원료로 몸에서 효소를 만든다. 효소는 물이 없으면 활동을 하지 못한다. 장작에 해당하는 것이 채소다. 장작에 불을 붙이면 솥단지가 달궈져 쌀이 익어 밥이 되듯, 효소는 미네랄과 비타민이 있어야 밥을 지을 수 있다. 즉, 미네랄과 비타민이 많은 음식이 바로 채소다. 채소를 충분히 섭취하지 못하면 효소의 영양제인 미네랄과 비타민이 부족해지고 효소가 활발한 활동을 할 수 없어 밥을 제대로 지을 수 없게 된다.

이러한 비율이 맞지 않으면 남아도는 대량영양소가 몸속에 저장되어 기아 위험에 대비하게 된다. 이것이 유전자에 저장된 기아에 대비한 생존 방식이다. 이때 작용하는 호르몬이 인슐린이다. 인슐린은 나중을 위해 여분의 대량영양소를 지방으로 저장시킨다. 이때 살은 찌는데 힘없는 몸 상태가 된다. 바로 식이 스트레스 상태다.

영양소 불균형이 일상화된 식단은 식이 스트레스를 일으키고, 이로 인해 대사증후군으로 악화하여 몸의 기능을 떨어뜨린다. 식이 스트레스는 그 어떤 스트레스보다 원초적이기 때문에 매우 강력하다. 몸에서 필요로 하는 영양소가 채워지지 않으면 이 스트레스는 식욕을 촉진하여 배가 부른데도 계속 먹고 싶게 만든다.

이런 현상이 나타나는 이유는, 부족한 영양소가 우리의 건강상태를 좌우한다는 최소량의 법칙 때문이다. 즉, 몸에서는 최상의 기능을 위해 부족한 영양소가 들어올 때까지 입에서 식욕을 유지하는 것이다.

그런데 우리는 부족한 영양소인 미네랄이나 비타민보다 남아도는 달콤한 당질을 간식으로 먹어서 영양 불균형으로 인한 식이 스트레스를 가중한다. 모든 대사 활동을 촉진하는 효소가 채소 섭취 부족으로 제 기능을 못 하게 되면 피로하고 의욕이 떨어진다. 현재 우리의 식생활을 보면 열량 위주로 편중된 식단이다. 채소가 절대 부족하다. 솥단지에 쌀은 가득 채웠는데 불이 약해 제대로 밥이 지어지지 못해 설익은 밥이 된 격이다.

김치 먹는 것으로 채소를 먹었다고 위안 삼을 일이 아니다. 김치만 많이 먹는다고 필요한 미네랄과 비타민이 다 채워지지 않는다. 채소도 골고루 섭취해야 한다. 태워지는 영양소인 주식과 태우는 영양소인 채소 반찬이 균형을 이뤄야 몸이 건강해진다. 그런데 지금 우리 식단은 채소 반찬 양이 턱없이 부족하다.

이런 미량영양소 부족으로 나타나는 영양 불균형을 해소하고 건강을 지키는 방법이 바로 채소를 많이 먹는 것이다. 세포막이 섬유질로 쌓여 있는 채소는 고기보다 소화하기 힘든 음식이기도 하다. 그래서 먹기 쉽게 요리하는 것이 채소를 섭취하는 데 중요하다. 먹는다고 다 흡수가 되는 것도 아니다. 소화가 잘되어야 흡수가 되어 영양소로 쓰인다.

그런데 채소에 많은 섬유질 성분이 미네랄을 껴안고 잘 놔 주지 않는다. 그래서 꼭꼭 씹어야 소화가 잘되어 미네랄 등의 흡수가 원활해진다. 채소를 충분하게 섭취하면 땔감을 제대로 공급하게 된다. 그러면 장작이 활활 잘 타서 고소한 밥이 지어지듯 우리 몸은 활동에 충분한 에너지를 생산한다.

몸이 가벼워지면 우선 아침에 일어나기가 쉬워진다. 아침에 일어나기가 힘들고, 일어나서도 상태가 회복되지 않아 몸을 깨우기 위해 모닝커피를 마신다면 미량영양소 결핍 상태가 지속되고 있다는 뜻이다. 특정한 영양소의 부족이 결핍이고, 이 부족한 영양소 때문에 일어나는 영양 장애가 결핍증이다. 최소량의 법칙에 따르면 질병의 원인은, 넘쳐나는 영양소가 아니라 부족한 영양소에 의해 결정된다. 비타민C가 부족하면 각기병에 걸리는 것과 같다.

현대인의 만성질환은 너무 많이 먹어서가 아니라 가공과정에서 사라진 부족한 영양소 때문이다. 태워지는 영양소 과잉보다 태우는 영양소 부족이 질병의 직접적 원인이라고 본다. 부족한 영양소를 채워주면 과식을 하는 문제는 저절로 해소된다.

2. 생활환경

오늘날 우리 사회는 산업의 발달로 여러 가지 편리한 혜택을 누리기도 하지만 공해, 미세먼지, 화학제품의 범람으로 건강을 위협하는 상황에 놓여 있다.

현대의 농업 방식은 땅에 휴식을 주지 않는다. 생산성을 극대화하는 집약농업은 토양에서 미네랄 등의 영양소를 거의 고갈시켜 버렸다. 영양이 결핍된 토양에서 식물을 키우니 식물이 병균에 견디지 못하고 병에 걸려 수확을 제대로 할 수가 없다. 그래서 화학비료로 부족한 영양을 공급하고 농약을 통해 병균을 죽이면서 농사를 짓는 것이다. 비료도 주로 작물의 크기를 키우는 질소, 인산, 칼륨 위주의 비료를 사용하니 병균에 대한 저항력이 약해질 수밖에 없다. 약한 저항력 때문에 농약으로 이를 지탱시켜 키우고 있는 안타까운 현실이다. 농약 없이는 거의 불가능한 농업이 되었다.

화학비료나 농약은 모두 독성화학물질이다. 독성화학물질로 키운 농작물은 결국 영양 결핍을 벗어날 수 없다. 영양 결핍 채소나 과일은 마르지 않고, 물러지거나 썩는다. 채소 과일의 오염에 매연, 공해, 화학식품첨가물, 가공식품 등으로 온통 몸에 스트레스를 가져오는 환경에 둘러싸여 있으며, 갈수록 경쟁은 치열해지고, 업무 강도는 심해지면서 정신적 스트레스까지 가중되고 있는 생활환경에서 살아가는 것이 우리의 일상이 되었다.

3. 운동의 효과

우리는 원시시대에 들판에서 과일을 따 먹거나 조개나 미역 같은 해산물을 채취하거나 토끼 같은 짐승을 사냥하기 위해 많은 활동을 하였다. 그 시절에는 운동을 따로 할 까닭이 없었다. 그런데 지금의 우리는 책상에 앉아 업무를 처리하는 시간이 대부분으로 활동량이 절대 부족하다. 먹이 활동을 위해 움직일 필요가 없어져버린 것이다.

그래서 정신 활동과 육체 활동의 균형이 깨져버린 상태다. 부족한 육체 활동이 비만이나 만성질환의 원인의 하나가 된 것이다. 육체 활동의 부족은 근육량의 감소로 에너지 생산량이 떨어져 저체온을 만들어 질병으로 이어지게 된다.

운동 부족은 우리 몸의 세포 내 청소 작용을 하는 자가포식을 억제하여 노폐물이 축적되고 세포 소기관의 기능을 떨어뜨린다. 정신 활동의 과잉으로 깨진 균형을 되찾기 위해 운동이 필요해진 것이다. 운동의 가장 큰 효과는 독소와 노폐물을 제거하는 자가포식작용이 활성화되어 세포 기능이 살아나는 것이다. 또 혈류량과 근육량이 늘어나고 에너지 생산량이 증가해 체온을 올려 질병을 예방하게 된다.

운동은 또 근육의 글리코겐이 분해되어 에너지를 공급하도록 하며, 몸속의 노폐물 배출을 촉진한다. 게다가 근육량을 늘려 에너지 발전소인 미토콘드리아 수를 늘린다. 또 에너지 생산 공장인 미토콘드리아에서 연료로 지방산을 사용하기 위해 지방이 분해된다.

정신 노동을 주로 하는 현대인이 정신 노동으로 쌓인 스트레스를 푸는 방법은 몸을 움직이는 것이다. 즉, 음양의 균형을 맞추는 일이다. 운동으로 땀을 흘리면 정신과 육체의 균형을 회복하게 되며 밤에 숙면하는 데도 도움이 된다. 운동하면 머리가 맑아진다. 잡념이 사라져 정신 건강에도 도움이 된다.

4. 식습관은 왜 바꾸기 어려울까?

우리의 몸과 마음은 우리가 의식하지 못한 매 순간을 모두 뇌보다 더 많이 기억하고 있다. 이런 기억이 우리 몸과 마음에 쌓여 있다가 결정적 순간에 자신도 모르게 터져 나온다. 집합 무의식이다. 사람의 뇌는 본래 변화를 위기로 받아들인다. 그래서 변화를 싫어한다. 뇌는 에너지를 많이 사용하기 때문에 너무 많은 생각을 하면 에너지 과잉 사용으로 생존의 위기에 처할 수 있다. 이런 위험에서 벗어나기 위해 에너지 사용을 최소화하는 방법이 습관이다. 그래서 습관은 고치기 힘들다. 아무리 세월이 흘러도 '작심삼일'이 유효한 까닭이다.

환자는 들어야 할 정보를 듣는 것이 아니라 주는 정보를 들을 수밖에 없다. 에너지가 부족한 상태인 환자는 스스로 듣고 싶은 것만 듣고, 보고 싶은 것만 보려는 경향이 더 심해진다. 에너지 부족으로 의지력이 약해지기 때문에 이런 현상을 더 심해진다. 생각을 바꾸려면 추가 에너지가 필요한데, 이 추가로 사용할 에너지가 부족한 탓에 변화를 싫어한다.

변화는 습관의 밖에 있다. 습관대로 하면 질병은 고치기 힘들다. 그래서 만성질환을 고치려면 반드시 기존의 식습관과 생활습관을 바꿔야 한다. 그러나 습관은 좀처럼 바뀌지 않아서 고혈압, 고지혈증, 당뇨 등의 무서운 질환으로 악화하기 쉽다. 이런 상황을 막으려면 식습관을 바꾸는 행동부터 실천해야 한다.

"어떻게 하면 생존에 유리한가?"

수백만 년을 살아오면서 우리 유전자에 기록된 원초적인 질문이다. 유전자에 들어 있는 가장 원초적인 패턴은 부정적 사고다. **부정적 사고는 원초적인 것이고, 긍정적 사고는 후천적인 노력으로 습득하는 것이다.** 그래서 새로운 것을 얻는 것보다 가진 것을 잃는 것에 훨씬 더 민감한 것이 인간이다. 기존의 습관을 바꾸기가 어려운 이유다.

tip [알아두면 유익한 건강정보]

식이 스트레스란 무엇인가?

식이 스트레스의 개념과 작용

우리 몸은 외부로부터 음식을 통해 영양소를 공급받아야 생명을 유지할 수 있다. 음식은 몸이 세포를 수리하고 독소와 노폐물을 배출시키는 데 필요한 에너지원이며, 면역력을 키우고, 에너지를 생산하며, 병을 물리치는 데 필요한 연료가 된다.

질병 예방을 통해 건강을 유지하려면 식생활, 운동, 영양 보충과 함께 정신적 건강까지 아우르는 전체론적 건강의 관점을 갖는 것이 중요하다. 건강에 유익한 음식을 충분히 섭취하지 못하거나 영양소 균형이 깨진 가공식품과 화학 식품첨가물, 농약 성분 등이 들어간 해로운 음식을 과다 섭취하면 몸은 제 기능을 잃는다. 이러한 영양 불균형으로 생명 활동에 지장을 초래하여 나타나는 스트레스가 가장 원초적인 식이 스트레스다.

만성퇴행성질환은 식습관과 생활습관의 잘못으로 인한 식이 스트레스가 실질적인 원인이다. 대개 염증은 부상이나 감염 및 신체 내부 이상에 대한 면역반응이며, 일시적으로 생기는 염증은 상처를 치유하는 등 항상성 회복을 위해 필요하다. 우리 몸이 스트레스를 받으면 시상하부-뇌하수체-부신 축이 활성화되어 염증성 사이토카인을 분비하여 혈액의 흐름을 촉진한다. 이를 일시적으로 생기는 급성염증이라 한다.

스트레스가 만성화하면 혈액의 흐름을 정체시키는 해로운 염증으로 변질되어 전신으로 퍼지며, 대부분의 만성퇴행성질환은 이 만성염증에서 비롯한다. 우리가 흔히 말하는 스트레스는 정신적 스트레스를 말한다. 그런데 섭취 음식의 종류에 따라 스트레스가 유발된다.

음식도 주요 염증 경로를 활성화하거나 억제할 수 있다는 사실이 밝혀졌다. 대개 튀김, 가공식품, 화학식품첨가물 등의 산화 스트레스를 유발하는 음식이 염증을 증가시킨다.

산화 스트레스는 대사과정에서 발생한 활성산소의 독성이 세포에 가해지는 압력이다. 이와는 다르게 항산화 성분이 풍부한 식품은 대체로 염증을 억제하는 작용을 한다. 음식은 조리 방법에 따라 산화 스트레스를 증가시켜 최종당화산물의 양을 늘린다. 튀기거나 굽거나 직화구이로 요리한 동물성 식품이 삶거나 끓인 동물성 식품보다 최종당화산물의 함량이 높다. 특히 과당은 포도당보다

반응성이 강해서 최종당화산물을 더 많이 생성한다. 최종당화산물의 수치가 높아지면 염증 지표 수치도 같이 높아져 만성질환의 위험을 높인다.

최종당화산물은 혈액에서 넘치는 포도당이 단백질에 달라붙어 기능을 떨어뜨리는 작용으로, 이 망가진 단백질을 말한다. 채소는 당연히 당질 함량이 낮아서 조리법에 상관없이 최종당화산물의 피해를 줄인다. 염증을 일으키는 물질로 알려진 오메가-6 지방산 중에서 오로지 핵산 처리와 고온에 끓인 식용유인 오메가-6 지방산만 염증을 증가시킨다.

유명 식품회사들에서 만든 식용유 상표를 단 불포화지방 대부분의 식용유 제조법이 이에 해당한다. 주방에서 오랫동안 자리를 차지한, 상표 붙은 식용유를 추방해야 한다고 강조하는 이유다. 이런 식용유를 오래 사용하면 치매의 위험을 심각하게 증가시킨다. 이런 식용유는 산소 흡착 능력을 상실했기 때문에 산소에 민감한 뇌에는 더욱 치명적이다.

오메가-3 지방산은 스트레스 조절 경로인 시상하부-뇌하수체-부신 축의 변화를 조절한다. 즉, 염증을 억제하는 기능을 한다.

식이 스트레스의 발생 원인

현대인의 식생활은 농업혁명 이후 당질 위주의 편중된 식단이 주류를 이루고 있다. 열량을 만드는 당질을 과다 섭취하고 있다. 이에 반해 태우는 영양소인 미네랄과 비타민은 늘 결핍이다.

넘치는 영양소는 비만을 부르고, 모자라는 영양소는 저체온을 부른다. 지금 우리의 식단을 보면 밥, 국수 등의 주식은 넘쳐나고 미네랄, 비타민, 섬유질의 보고인 채소류, 해조류, 버섯류는 부족하다. 이런 식생활이 식이 스트레스를 만들고, 식이 스트레스가 계속되면 대부분 만성퇴행성질환으로 발전한다.

태워지는 영양소(대량영양소) 과잉, 태우는 영양소(소량영양소) 결핍이 대사기능을 떨어뜨려 미토콘드리아에서 에너지를 충분하게 생산하지 못한다. 에너지 생산량의 부족으로, 낮에 운동 에너지로 소모하고 나면 밤에 대사 에너지가 부족하게 되어 노폐물이 배출되지 못하고 몸속에 그대로 축적된다. 거기다 더해 시도 때도 없이 먹는 식습관으로 늘 위 속에 음식이 남아 있어 우리 몸을 청소하여 노폐물을 배출하는 자가포식작용이 일어나지 않는다. 그러면 노폐물 배출이 되지 않아 세포의 기능이 떨어지게 되어 피로를 느끼고 더 오랫동안 지속하면 질환으로 악화한다.

또 하나의 식이 스트레스는 음식 재료의 문제로 발생하는 과민반응이다. 음식물에 대한 과민반응은 알레르기, 과민증, 불내증의 세 가지 증상으로 나타난다.

식이 스트레스가 만드는 질환

열량으로 쓰이는 당질, 단백질, 지질은 미네랄과 비타민의 양에 따라 태워질지 저장될지가 결정된다. 우리가 섭취한 영양소를 이용해 미토콘드리아에서 에너지를 생산해 기초대사와 활동대사에 사용한다. 그런데 우리 식단의 영양 불균형으로 에너지 생산 재료가 원활하게 공급되지 못하는 결과로 비만이 나타난다.

가공식품이 넘쳐나는 식재료의 문제가 가장 큰 원인이다. 곡물을 가공하는 과정에서 껍질을 벗기는데, 이때 대부분 껍질에 몰려 있는 미네랄과 비타민이 소실되어 영양소의 불균형이 초래된다. 껍질을 벗기는 등의 가공과정을 거치는 이유는 식감을 부드럽게 하고 소화가 쉽게 되도록 하기 위한 목적 외에 무엇보다 유통기한을 늘리기 위한 목적이다.

가공과정에서 균형이 깨진 음식을 섭취하면 우리 몸은 원활하게 대사 활동을 할 수 없어 스트레스를 받게 된다. 당질 등의 열량을 만드는 태워지는 영양소 대비 이를 태우는 작용을 하는 미네랄과 비타민이 모자라서 태울 수 없게 되는 것이다. 제대로 태울 수 없으니 에너지 생산량이 턱없이 부족하게 된다. 그러면 효소 활동의 부진으로 물질대사가 위축되어 피로와 저체온을 유발해 노폐물 청소를 제대로 할 수 없게 만드는 악순환에 빠진다.

그리고 부족한 미네랄과 비타민으로 인해 태워지지 못한 당질, 단백질, 지질은 몸속에 지방으로 저장되어 태워지기를 기다리게 된다. 이 영양소 불균형 상태가 오랫동안 지속하면 피하지방으로 쌓이고, 염증으로 장 누수가 생기면 면역세포는 우선적으로 장벽에 지방을 축적시킨다.

정신적인 스트레스보다 생존에 더 근본적인 위협이 되는 스트레스가 식이 스트레스다. 인체는 종속영양생물이기 때문에 가장 원초적인 활동이 먹이를 구하는 것인데, 이것이 균형 있게 조달되지 못하면 스트레스로 작용하는 것은 자명한 이치다. 비만을 해소하는 첫걸음은 과잉 당질 섭취를 줄이고, 태워지는 영양소와 태우는 영양소를 균형 있게 섭취하는 것이다.

02. 만성퇴행성질환과 대증요법

1. 만성퇴행성질환의 개념

만성퇴행성질환은 생활습관병으로, 음식물 섭취의 식습관과 신체 활동 등의 생활습관이 잘못되어 나타나는 병이다. '성인병'이라는 용어 대신 '생활습관병'이라고 쓰는 이유는 만성퇴행성질환이 성인에게서만 발생하는 문제가 아니라 잘못된 생활습관을 갖게 되면 어린이를 포함한 누구라도 언제든 걸릴 수 있는 질병이기 때문이다.

스스로 잘못된 식습관과 생활습관에 의해 만들어지는 병이기 때문에 습관병이다. 습관은 바꾸기가 쉽지 않다. 우리 뇌는 습관화된 행동을 하는 데는 에너지가 거의 들지 않지만, 새로운 행동을 하려면 추가 에너지가 필요하다. 식생활의 잘못으로 여분의 에너지가 부족한 사람은 그래서 습관을 바꾸기가 더욱 어렵다.

생활습관병은 대개 비만, 지방간, 고지혈, 고혈압, 당뇨 등의 순서로 진행되어 합병증으로 더욱 악화하는 순서를 밟는다. 생활습관병은 절대로 혼자 오지 않는다. 사는 동안 고구마 줄기처럼 질병을 주렁주렁 달고 온다. 평생에 걸쳐 끈질기게 계속된다. 병이 생기는 터전인 몸이 바뀌지 않는 한 생활습관병은 줄줄이 사탕처럼 계속해 나타난다. 어떤 질병부터 나타나느냐는 개인별로 차이가 있을 뿐이다.

생활습관병은 생활습관 중에서도 대부분 식생활이 잘못되어 나타난다. 식생활의 가장 큰 잘못은 영양 불균형 식단이다. 팔이 부러지거나, 살이 찢어져 피가 나거나, 설사 복통 고열 등으로 증상이 심한 급성질환과는 다르게 지방간, 고혈압, 고지혈, 당뇨 등의 만성질환은 당장 통증이나 다른 큰 불편이 없으므로 다들 너무 가볍게 생각한다. 비커 속의 개구리 같은 현상이다. 오늘날 병원을 찾는 환자의 90% 이상이 생활습관병을 앓는 만성질환자다. 2050년이 되면 만성질환자가 지금의 세 배로 증가할 것이라는 예측이 나오고 있다.

만성퇴행성질환 퇴치를 위해 생활습관을 고치는 국민운동이라도 해야 할 판이다. 의사를 늘리든 치료법을 보강하든 하는 문제는 그다음에 고려할 일이다. 생활습관병의 해결책은 생활습관을 바꾸면 해결되는 일이 아닌가. 질병 대부분이 생활습관병인 현실에서 생활습관은 약으로 고칠 수 있는 문제가 아닌데, 왜 의료 문제로만 보고 답을 찾으려 하는가. 진단이 잘못되어도 크게 잘못된 방향이다. 급성전염성질환이 대부분을 차지하던 시대의 의료 정책에서 벗어나는 패러다임의 대전환 없이는 이 문제를 근본적으로 해결할 수 없다.

교통사고, 타박상 등 외부충격에 의한 손상이나 박테리아, 바이러스처럼 외부에서 침입한 미생물에 의한 급성전염성 질병을 제외한 거의 모든 질병이 생활습관병이다. 지방간을 예로 들어보자.

간에서는 500여 가지의 화학반응을 통해 독소를 해독하고 단백질을 합성하고 포도당을 저장하는 등 많은 일을 하는데, 지방간이 되면 이런 일들을 정상적으로 하지 못하기 때문에 피로해지고 면역력도 떨어진다. 그런데 지방간은 지방이 과잉으로 축적된 상태인데, 이는 지방을 많이 먹어서가 아니고 당분을 과잉 섭취하는 식생활 때문에 일어난다.

간에 지방이 과잉 축적되면 간 기능이 떨어져 여러 가지 문제를 일으킨다. 지방간은 밥, 빵, 라면, 청량음료 등 당질 위주의 식생활이 가장 큰 원인이다. 지방간을 일으키는 식생활은 결국 같은 뿌리인 고지혈증, 고혈압, 당뇨병 등도 예약하고 있다. 당질 위주의 식생활을 바꾸면 지방간, 고지혈, 고혈압, 당뇨, 비만이 한꺼번에 사라진다. 음식으로 고칠 수 없는 병은 약으로도 고칠 수 없다. 식약동원(食藥同源)이 바로 그 말이다. 어떤 음식을 언제 어떻게 먹느냐가 질병을 결정하고, 건강을 좌우한다.

2. 만성퇴행성질환에 대한 약물요법의 문제점

　현대 서양의학은 근본적으로 병의 원인을 제거하기보다 병의 증상을 개선하는 방향으로 발전해왔다. 그래서 현대의학의 치료법은 대증요법이다. 대증요법은 당장 환자가 불편을 느끼는 증상을 신속하게 제거하는 치료법이다. 병원에서 처방되는 약물의 90% 이상이 대증요법에 따른 것이다.

　대증요법 약물은 자연요법보다 효과가 신속하게 나타난다. 하지만 만성질환에 대한 약물치료는 또 다른 부작용을 만들어 만성질환을 악화시킬 위험이 크다. 예를 들어 콜레스테롤 수치가 높아 콜레스테롤을 낮추는 스타틴 계열의 약을 먹어야 하는 경우 복용 전에 왜 콜레스테롤 수치가 높아졌는지, 생활습관부터 살펴보아야 한다.

　그런데 이런 노력 없이 너무 쉽게 약물을 복용한다. 천연물질이 아닌 약품은 대부분 부작용을 동반한다. 다른 방법이 없이 부작용보다 효과가 더 큰 경우는 약물을 복용해야 하지만 식습관을 바꿔서 해결할 수 있는 경우는 다시 생각해야 한다. 큰 부작용이 없다고 알려진 콜레스테롤을 낮추는 스타틴 계열 약물의 부작용은 다음과 같다. 혈당을 올려 당뇨병을 유발할 수 있고, 간 기능을 떨어뜨릴 수 있으며, 근육의 무기력을 가져올 수도 있고, 미토콘드리아에서 에너지 생산에 필요한 CoQ10의 합성을 방해하기도 한다.

우리 몸에는 항상성을 유지하기 위해 자연치유력이 작동한다. 우리 몸의 자연치유력은 질병이 나타나기 전 상태로 몸을 복원시키기 위해 발버둥을 친다. 이를 복원력이라 한다. 몸에서 일어나는 세포 복원과정인 호전반응을 진통제, 소염제, 항생제 등의 대증요법 약물로 강력하게 억제할 경우 모세혈관이 수축하여 닫히고 배출되어야 할 독소가 축적되어 만성질환으로 악화한다.

3. 만성퇴행성질환 예방을 위한 검사법

연례 정기 검진 때 꼭 챙겨야 할 검사 항목을 소개한다.

1) 호모시스테인 검사

엽산이 부족한 식단과 함께 스트레스, 흡연, 커피, 약물, 운동 부족 등은 호모시스테인 수치를 높이는 대표적인 생활습관이다. 몸이 아미노산, 메티오닌을 대사할 때 생기는 물질이 호모시스테인이다. 이 수치가 높으면 동맥경화증, 심장병, 뇌졸중, 신장병, 우울증, 파킨슨병, 치매 등 많은 질환이 생길 수 있다.

이 수치가 높으면 텔로미어 단축 속도가 세 배로 증가해 노화를 촉진한다. 텔로미어의 길이는 몸이 얼마나 빨리 늙어 가는지를 생물학적으로 보여주는 수치다. 호모시스테인 수치가 6 이하면 매우 건강한 사람이고, 6~8.9는 보통보다 건강한 편이다. 9~12는 보통의 건강상태로 질병으로 사망할 확률이 높은 편은 아니다. 15 이상이면 매우 위험한 상태를 나타낸다.

평소에 호모시스테인 수치를 6 이하로 관리하면 염증으로 인한 질병을 예방할 수 있다. 정기적으로 하는 자동차 안전검사처럼 건강 안전검사가 바로 호모시스테인 수치 검사라고 할 수 있다.

2) CRP(C-반응 단백질) 검사

만성질환의 원인이 되는 염증 지표다. C 다당체와 반응하여 염증과 조직 파괴를 초래하는 특이 단백질로 혈청에 나타난다. 급성 염증이나 감염 확인에 쓰인다. 류머티즘 관절염, 심근경색, 악성 종양, 교원병 등의 검사에 쓰인다. 식생활의 개선을 통해 수치를 정상화할 수 있다. 0~3.0/㎗가 바람직한 상태로 0에 수렴할수록 건강하다.

3) 모발 미네랄 검사

건강상태를 확인하는 검사다. 우리 몸 구성성분의 4%를 차지하는 미네랄의 기능은 다양하다. 필수 미네랄이 부족하게 되면 그 자리에 중금속이 끼어들어 대사 활동을 방해한다. 칼슘, 아연, 마그네슘 등 주요 미네랄은 200~300가지 이상의 대사작용에 관여하므로 우리 몸에서 미네랄이 부족하면 건강에 문제가 생긴다.

그리고 몸속에서 미네랄 간의 균형도 중요하다. 미네랄의 부족도 질병의 원인이 되고 과잉도 결석 등의 질환을 일으키는 원인이 된다. 이 검사를 통해 중금속 오염 여부, 미네랄 불균형과 부족 여부, 대사기능의 정상 여부, 면역력이나 피로 등의 원인을 추론할 수 있다. 가공식품 시대를 사는 현대인에게 필요한 검사다.

4) 소변 유기산 검사

소변으로 모든 인체, 에너지 생산 과정의 기능적 이상을 알아보는 검사로, 대사 결과로 생성되는 유기산을 측정 분석하여 이상 유무를 판단한다. 생명 현상은 체내에서 효소의 작용으로 이뤄지는 물질대사로 당질, 지질, 단백질과 미네랄, 비타민 등의 소량영양소의 원활한 공급에 따라 활성화된다.

이들은 체내에 흡수되어 에너지 생산에 쓰이거나 조직 구성요소로 사용되며, 나머지는 체내에 저장된다. 이런 대사과정에서 정상적인 대사산물인 유기산이 정상 상태에서는 소변에서 검출되지 않거나 극미량만 검출된다. 그러나 대사과정에서 효소나 미네랄, 비타민의 부족으로 물질대사 중간과정에서 차단되면 분해되어야 할 물질이 과다 생성되어 유기산 불균형 상태가 나타나면서 소변을 통해 배출되는 양이 증가하게 된다. 이 검사는 소변을 통해 배출되는 이런 유기산을 검사함으로써 대사과정의 문제를 파악할 수 있다.

당질대사 균형상태, 지질대사 균형상태, 에너지 대사 균형상태,

미세영양 결핍상태, 독성물질 노출상태, 장내세균 균형상태, 호르몬 균형상태 등을 알 수 있다.

5) 홍채 검사

홍채 검사는 눈의 중심에 있는 홍채 상태를 통해 건강상태를 파악하는 검사법으로, 헝가리 태생 의사 이그나츠 폰 팩제리가 발견했다. 이 검사의 특징은 체질 분류, 선천적 허약 장부 파악, 자율신경 실조증, 장의 건강상태 및 앞으로 진행되기 쉬운 질환의 예측 등 만성질환을 예측하는 데 필요한 검사다.

6) 공복 혈당 검사

아침 공복 혈당 수치는 보통 전날 먹은 음식의 영향을 받기 때문에 최소 8시간 금식한 후 혈당량을 측정한다. 70~100mg/dl의 공복 혈당 수치를 보통 정상으로 판단한다. 다만 케토제닉 식사를 할 때는 이보다 낮아도 상관없다. 즉, 혈액 중에 인슐린이 남아 있지 않으면 혈당이 낮아도 저혈당을 발생시키지 않는다. 이때는 중성지방을 분해하여 에너지원으로 지방산을 사용하며 당 신생작용을 통해 필요한 포도당을 공급하기 때문에 저혈당증의 위험을 초래하지 않는다. 이 상황에서는 자가포식작용도 활성화되어 노폐물 청소 작용도 일어난다.

7) 당화혈색소 검사

이 검사는 90일 동안의 평균 혈당 수치를 나타낸다. 그래서 혈당 수치 조절상태를 파악하는 데 더 안정적이다. 정상 범위는 4.8~5.4이고, 5.4~6.4%는 전 당뇨병을 나타내며, 6.5% 이상은 완연한 당뇨병으로 판단한다. 당화혈색소 수치를 정상화하려면 식생활을 개선한다.

8) 지질 수치(콜레스테롤 수치 등) 검사

혈중 LDL, HDL은 물론 총콜레스테롤과 중성지방의 양을 측정한다. 높은 중성지방 수치는 간이나 췌장의 문제를 알려준다. 총콜레스테롤 수치는 갑상선 기능 문제를 알 수 있는 수치로 유용하다. 정제당과 알코올을 과하게 섭취하면 중성지방 수치가 올라간다. 총콜레스테롤 수치가 160 이하면 암 발생 위험률을 높인다.

LDL과 HDL의 균형이 중요하다. 중성지방은 150mg/dl 미만으로 유지하기를 권장한다. 좋은 콜레스테롤과 나쁜 콜레스테롤의 개념은 폐기해야 한다. 콜레스테롤의 80% 이상을 간에서 만드는데, 우리 몸은 해로운 물질을 만들어 생명을 위협하는 일은 하지 않도록 유전자에 입력되어 있다.

동맥혈관벽에 쌓이는 콜레스테롤이 많아 동맥벽이 좁아진다는 이유로 동맥경화의 원인을 LDL 콜레스테롤이라고 단정한다. 동맥경화를 일으키기 위해 간에서 일부러 LDL 콜레스테롤을 만드는 바보짓은 하지 않을 텐데, 간에서 왜 이 많은 콜레스테롤을 만드는지를 의심해봐야 하지 않을까.

간에서 LDL 콜레스테롤을 만들어내는 이유는 산화된 혈관벽의 염증 부위를 수리하기 위해서다. 몸에 생긴 염증 부위를 수리 복원하려고 간에서 LDL 콜레스테롤을 만드는 것이다. 이 LDL 콜레스테롤이 염증 부위로 이동하던 중에 산화된 혈액을 만나 LDL 콜레스테롤이 산화되어 본래의 수리 목적을 달성하지 못하고 혈관벽에 쌓이는 현상이 생기는 것이다. 몸에 생긴 만성염증을 줄이면 간에서 콜레스테롤 생산량도 줄어들어 동맥경화는 해결된다. LDL 콜레스테롤을 산화시키는 생활환경이 문제다.

9) 오메가-6와 오메가-3 수치 비율

우리 몸에 오메가-3보다 오메가-6가 더 많이 필요하다. 건강한 오메가-3, 오메가-6 지방산은 염증을 유발하지 않으나 고열에 가공되거나 화학적 방식으로 추출한 오메가-6 지방산은 염증을 일으키는 원인이 된다. 일반적으로 오메가-6와 오메가-3의 비율을 4대1 이내로 유지하기를 권장한다.

오메가-6 지방산은 염증을 일으키는 물질이라고 알고 있는 사람이 많다. 하지만 이 지방산 자체가 염증을 일으키는 물질이 아니고 헥산과 고열 가공으로 인해 변질되기 때문에 그런 오해가 생긴 것이다. 불포화지방산 중에서 우리 몸에 가장 많이 존재하는 것이 필수 지방산이 아닌 오메가-9이다.

면역력이란 무엇인가?

우리 몸의 방어 작용은 여러 단계에 걸쳐 작용한다. 1차 방어 작용이 피부와 점막에서 일어난다. 피부와 눈의 점막, 코의 점막 등에서 분비물인 땀, 눈물, 콧물을 흘려 씻어내고, 라이소자임이라는 효소의 분비로 미생물을 분해하여 무력화한다. 면역의 기본은 몸의 내부에서 발생한 손상된 세포를 수리 복원하거나 제거하는 역할이다.

그런데 지금까지 일반적인 면역 연구에서는 박테리아나 바이러스처럼 외부로부터 침입한 이물질을 처리하는 면역이 주로 다루어졌다. 활동하는 낮에는 몸이 정상적인 기능을 유지하기 위해 주로 외부 이물질의 침입을 방어한다. 외부에서 침입한 이물질인 박테리아는 과립구가 처리한다. 과립구가 주로 활동하는 시간은 낮에 사람의 활동이 활발할 때다. 낮에는 주로 근육 활동을 하므로 교감신경이 우위인 상태다. 교감신경이 주로 활동하는 낮에는 교감신경의 지배를 받는 호중구가 외부침입자를 방어한다.

또 하나의 중요한 활동은, 외부침입자가 없을 때 호중구가 손상되어 기능을 제대로 하지 못하는 세포를 파괴하여 신진대사를 활성화하는 것이다. 호중구가 작용해 손상된 조직의 세포를 없애는 활동이 세포자살이다. 세포자살 작용에는 많은 에너지가 소모된다. 세포자살이 과잉 활성화되면 몸은 건강하더라도 수명을 단축한다. 호중구가 지나치게 증가하여 활동이 과잉상태가 되면 정상 조직까지 파괴하는 부작용이 나타나기도 한다. 백신을 맞지 않더라도 면역세포가 충분하게 기능을 하는 건강한 사람은 코로나바이러스가 침투하더라도 면역세포가 신속하게 이를 공격하여 전투에서 승리할 수 있으므로 안전하다. 면역세포가 활동하는 데 가장 중요한 조건이 체온이다. 손발이 차거나 추위를 잘타거나 감기에 잘 걸리는 저체온인 사람은 면역력이 떨어져 있을 가능성이 크다. 또 술을 많이 마시거나 과로로 피로가 누적되면 면역력이 떨어지기 쉽다. 면역세포는 체온이 36도 이하로 낮아지면 활동력이 급격하게 떨어진다.

특히 NK세포는 37.5도 이하에서는 암세포를 공격하지 않는 등 활동력이 무뎌진다. 면역세포는 외부침입 병원미생물과 미세먼지, 농약 성분 등을 제거하는 일과 몸속의 대사과정에서 생긴 노폐물과 손상된 세포를 제거해 질병을 예방하는 일을 한다.

선천 면역세포 중에 특히 중요한 세포가 자연살해세포다. 이 자연살해세포는 바이러스에 감염된 세포와 돌연변이 세포뿐 아니라 암세포까지 찾아서 공격해 죽인다. 거기다 선천 면역세포에는 없는 면역기억기능까지 가지고 있다. 한번 싸운 바이러스를 기억했다가 신속하게 대응한다. 획득 면역을 불러올 필요 없이 병원 미생물을 처리하는 역할을 신속하게 하는 임무가 선천 면역에 있는 것이다.

선천 면역세포의 활약으로 항원인 외부침입자를 물리치는 전투에서 승리하면 끝나지만, 세력 부족으로 선천면역 시스템이 뚫리면 획득 면역 시스템이 작동된다.

획득 면역세포의 종류에는 보조 T세포, 세포독성 T세포, B세포가 있다. 이들 획득 면역세포는 대량 증식한 바이러스를 공격하기 위해 도움 T세포의 신호에 따라 대량으로 만들어져 특정 바이러스만을 조준 사격으로 제거한다. 이런 획득 면역세포가 만들어지려면 선천 면역세포인 대식세포, 수지상세포의 항원 제시 도움이 필요하다.

이 가운데 B세포는 제시된 항원인 바이러스의 종류에 맞춤으로 항체를 대량생산하여 바이러스를 집중 공격해 섬멸한다. 하나의 항원에 하나의 항체만 적용되는 맞춤 생산이다. 이를 면역 특이성이라 한다. 항체가 바이러스를 공격하는 방법에는 세 가지가 있다.

첫째, 세포 수용체에 바이러스가 달라붙지 못하도록 바이러스의 표면에 먼저 항체가 결합해 무력화한다.

둘째, 바이러스에 항체를 접합시켜 대식세포가 쉽게 잡아먹도록 돕는 방법이다. 이를 옵소닌화라고 한다.

셋째, 잠자고 있는 보체를 깨워서 증식시킨다. 획득 면역의 지원군인 셈이다. 바이러스에 구멍을 내는 등의 방법으로 바이러스를 죽인다. 바이러스를 다 제거하고 나면 증식된 B세포들은 대부분 자살을 통해 사라지며, 기억을 담당하는 B세포만 림프절로 이동해 대기 상태로 다음 공격에 대비한다.

질병을 예방하는 기능을 가진 몸속 면역력은 화학 약물에 약하다. 처방 약품은 주로 교감신경을 흥분시켜 면역력을 떨어뜨리는 작용을 한다. 히포크라테스가 말한 "내 몸 안의 100명의 의사"가 바로 면역력인데, 이들이 제대로 힘을 쓰지 못하게 되는 것이다. 면역력은 우리 몸을 지키는 가장 탁월한 의사이기 때문에 면역력을 높이는 일이 질병 예방을 위한 가장 확실한 방법이다.

참고로, 홍삼에서 추출한 '컴파운드 K'라는 물질이 면역력을 높여준다. 자연 상태의 인삼(홍삼) 사포닌(Rb1 등 PPD 계열의 사포닌)은 여러 당 분자로 결합해 있어 체내 흡수가 어려우며, 특별한 장내 미생물인 프레보텔라 오리스에 의해 흡수 가능한 물질로 분해되어 전환되어야만 생리활성 효능을 나타낼 수 있다. 컴파운드(Compound) K는 이런 흡수 장애 요소가 모두 제거된 사포닌이다.

03. 염증이란 무엇인가?

1. 만성염증의 개념과 증상

염증이란 부상이나 감염 및 내부 이상에 대한 면역반응을 말한다. 면역계는 여러 겹의 방어체계를 이용하여 우리 몸을 보호하는 작용을 한다.

제1면역체계는 신체장벽으로 피부, 침, 눈물, 비뇨생식기, 위장관의 유익균이 병원체가 몸 안으로 들어오는 것을 막는다.

제2면역체계는 선천면역으로 병원체가 신체장벽을 뚫고 들어오며 선천면역계가 즉각 비특이적 반응으로 막는다.

병원체가 1차 면역체계인 신체장벽을 뚫고 들어오면 대식세포, 수지상세포, 비만세포 등이 작동한다. 면역세포는 사이토카인을 분비하여 비특이적 면역반응을 일으킨다.

대표적인 사이토카인으로는 인터루칸, 케모카인, 인터페론이 있다. 인터루칸은 백혈구 사이의 상호작용을 위해 신호를 보내고, 케모카인은 면역세포가 해당 부위로 이동하는 것을 돕고, 인터페

론은 바이러스를 죽이는 일을 한다. 사이토카인은 면역세포를 동원하여 감염 부위의 이물질을 제거하고 손상된 조직을 복구한다. 이때 혈류량이 증가하기 때문에 통증, 발열, 발적, 부종 같은 염증 증상이 나타난다. 염증은 크게 급성염증과 만성염증 두 가지로 나눌 수 있다.

제3면역체계는 후천면역으로 선천면역보다 더 강력한 면역반응을 한다. 후천면역의 강력한 힘은 면역기억세포의 작용이다. 후천면역작용을 하는 림프구에는 항체 생산을 통해 활동하는 B세포와 세포 매개 면역 활동을 하는 T세포가 있다. 이 B세포와 T세포의 장기기억은 백신이라는 예방접종을 통해 인위적으로 생성시키기도 한다.

급성염증은 세균, 바이러스 등 외부침입 미생물에 의해 우리 몸이 오염되었을 때 이를 배출시키기 위해 과립구가 활동하면서 나타나는 불편한 증상이다. 열이 나고 붓고 붉어지고 아픔을 일으키는 증상으로, 몸에 이로운 반응이다.

문제는 염증이 조절 T세포의 조절능력 부족으로 통제할 수 없는 수준으로 커지거나, 항원에 대응하는 적절한 비율을 넘어서 과잉되거나, 제거 대상 이물질이 처리되고 나서도 면역세포의 수가 줄지 않거나, 자기와 비자기의 구분을 하지 못하는 오작동으로 활성화될 때 나타난다. 이런 이유로 염증이 적절하게 가라앉지 않고 낮은 수준으로 장기간 염증 반응이 지속하는 병적인 상태를 만성

염증이라 한다. 이 상태가 되면 면역계는 과민반응을 일으키면서 염증성 사이토카인을 계속 방출하면서 국소 부위에 머물던 염증을 전신으로 퍼뜨린다.

만성염증은 또한 몸에서 급성염증 상태가 완전히 해소되지 못하고 오랫동안 지속하거나 몸속 대사과정에서 발생한 노폐물과 외부로부터 들어온 미생물 외의 화학식품첨가물 등이 간의 해독 능력을 초과하여 배출되지 못하고 생리 기능을 약화하여 에너지 생산 효율을 떨어뜨리고 생활에 불편을 주는 증상을 말한다. 만성염증은 면역기능의 탈진 상태로 몸에 해롭다.

특히 식사에서 불포화지방인 오메가-3가 부족한 것이 염증의 가장 큰 원인이다. 염증은 당질, 포화지방, 단백질 등의 열량 섭취가 증가할수록, 당 부하 지수가 높은 음식일수록 더 많이 생긴다. 급성염증과 만성염증의 가장 큰 증상의 차이는 통증의 유무다. 급성염증은 심한 통증을 느끼는 것이고 만성염증은 통증이 거의 없다는 것이다. 대신 누르면 아프다.

면역계가 탈진해 림프액이 정체되면서 정화 배출 작용이 원활하지 못할 때 발생하는 염증이 만성염증이다. 즉 매연, 화학 첨가물 유입과 영양소의 부족은 염증을 일으키고, 이 염증이 영양 부족의 장기화로 면역기능까지 탈진되면 만성염증을 넘어 암까지 이르게 된다. 염증을 일으키는 원인물질은 세균 바이러스 같은 미생물과 공해, 농약, 화학 첨가물, 독소 등의 무균성 이물질이 모두 포함된다.

염증은 이러한 이물질을 신속하게 제거하기 위해 대식세포를 감염 부위로 신속하게 불러모아 감염원을 제거하기 위해 모세혈관 끝에 있는 비만세포에서 히스타민을 분비하여 모세혈관을 확장하면 과립구와 대식세포가 모여들고 혈류량이 증가하면서 나타나는 증상으로, 가렵고 붓고 붉어지고 통증을 느끼는 상태를 말하며, 증상의 차이에 따라 세균과 싸움인지 바이러스와 싸움인지 노폐물의 축적으로 나타나는지 구분할 수 있다.

2. 염증 반응의 원인

염증 반응은 몸을 청정 상태로 유지하기 위해 몸에 침입한 해로운 미생물과 쌓인 노폐물을 배출시키기 위한 반응으로, 우리 몸의 건강에 꼭 필요하다.

이물질의 배출을 촉진하고, 기능이 다 된 세포를 세포자살을 통해 제거하는 동시에 제거된 세포 자리를 복원하기 위해 일어나는 염증 반응은, 외부침입 세균 바이러스 독소 등 이물질과 내부에서 발생한 노폐물과 이를 제거하려는 과립구, 림프구 사이의 힘겨루기에서 나타나는 증상이다. 이때 나타나는 증상은 화농성 염증과 알레르기성 염증, 카타르성 염증으로 구분할 수 있다.

이 가운데 화농성 염증은 세균의 침입으로 과립구가 작용하여 발생하는 염증으로 고열이 나거나 통증이 심하고 피부가 부어오르기도 하며 빨개지거나 고름이 생기기도 한다. 급성염증의 대표적 증상이다.

알레르기성 염증과 카타르성 염증은 바이러스나 화학물질의 체내 유입과 체내에 쌓인 노폐물을 제거하기 위해 림프구가 작용하여 발생하는 염증으로 피부가려움증이나 콧물, 눈곱 등과 같은 점액을 분비한다. 몸에 해로운 세균, 바이러스, 독소, 노폐물 등의 이물질을 제거하려는 백혈구의 활동 과정에서 나타나는 열나고 붓고 아프고 가려운 증상을 통틀어 염증이라 한다.

염증은 크게 백혈구 중 과립구가 일으키는 화농성 염증, 림프구가 일으키는 알레르기성 염증, 카타르성 염증으로 나뉜다. 화농성 염증은 세균의 침입으로 발생하며, 과립구가 주도하는 열성질환이다. 화농성 염증이 심할 때는 항생제의 도움이 필요할 때도 있다. 항생제를 먹으면 우리 몸에 꼭 필요한 장내세균의 죽음이라는 피할 수 없는 부작용이 함께 따라온다. 항생제를 복용할 때는 반드시 고함량의 유산균 제제를 먹는 것이 장 건강에 크게 도움이 된다. 알레르기성 염증이나 카타르성 염증은 바이러스나 독소 등에 대한 림프구의 방어 작용에 따라 발생하는 차가운 염증으로 항생제로 해결되지 않는다.

현재 시중에 판매되는 항생제는 고름이 나는 화농성 염증에만 치료 효과가 있다. 모든 만성질환은 주로 염증에서 출발한다. 몸

안에서 염증 작용이 일어난다는 것은 제거해야 할 대상이 생겼다는 의미다. 이 제거 대상 이물질을 완전히 제거하면 아프고 붓고 가려운 염증 증상이 사라지면서 몸은 정상으로 회복되어 항상성을 최적화하여 대사기능을 잘 발휘하게 된다.

이때 이물질 배출이 마무리되었는데도 과잉된 염증 반응이 가라앉지 않기도 한다. 조절 억제 작용을 하는 또 다른 면역세포의 기능이 떨어졌을 때 이런 과잉 반응 상태가 일어난다. 면역력의 균형이 깨졌을 때 일어나는 현상으로, 자동차를 과속으로 운전하여 브레이크가 파열되는 경우에 빗댈 수 있다. 이렇게 되면 과잉된 면역세포는 공격 대상을 이물질이 아닌 내 몸의 정상세포를 계속 공격하게 된다. 몸속에서 일어나는 이 면역세포의 브레이크 파열 상태가 바로 자가면역질환이다.

이 면역작용의 과정에서 대량의 에너지가 소모된다. 이때 소모되는 대량의 에너지를 충분히 공급하려면 제대로 된 영양 공급이 꼭 필요하다. 외부에서 침입한 세균 등 크기가 큰 이물질은 호중구가 처리하는데, 호중구와 세균의 싸움에서 호중구가 지면 콜레라 등 급성질환에 걸리게 된다. 급성질환의 특징은 고열이 나거나 통증이 심해 견디기 어려울 정도로 증상이 뚜렷한 경우가 많다. 호중구가 처리할 양을 초과하는 이물질은 결국 질병을 초래한다.

콜레라 등 중증 급성질환에 걸리면 현대의학적 치료를 받는 것이 필요하다. 질환에 걸린다는 것은 면역력 혼자 힘으로는 어려운 상황에 놓였다는 것을 의미한다. 면역력이 떨어졌기 때문이다. 면역력의 약화를 가져오는 원인은 여러 가지겠지만, 특히 과로, 스트레스, 영양 불균형 등이 크게 작용한다. 그중에서도 영양 공급 부족이 절대적이다.

기존에 질환이 있다면 면역력이 떨어져 있다고 보면 된다. 만성 염증은 초기의 염증 상태를 영양 부족과 정화 시간 부족 등의 이유로 인해 몸의 신진대사 과정에서 배출 기능이 원활하지 못해 발생한다. 노폐물과 손상된 세포가 배출되거나 제거되지 못한 나머지 복원재생작용이 일어나지 않아서 오랫동안 쌓여 일어난다.

염증 상태가 오랫동안 지속하면 만성 염증으로 인한 만성질환이 발생한다. 증상을 제거하는 대증요법의 횟수가 늘어나면 만성질환으로 발전할 수 있다. 여기서도 하인리히 법칙을 원용하면 쉽게 이해할 수 있다. 몸의 작은 신호를 무시하지 말고 그 원인을 찾아 해소하면 만성질환으로 커지는 상태를 예방할 수 있다. 만성질환은 증상이 급성전염성질환처럼 고열이나 심한 통증을 동반하지 않아 내버려두기 쉽지만, 치유하지 않으면 병을 키워 건강을 해친다.

하인리히 법칙이란 무엇인가?

재해 사례 분석을 통해 하인리히가 밝힌 통계적 법칙으로 1 : 29 : 300의 법칙
이라고도 한다. 큰 사고 하나가 발생하기 전에 작은 사고가 29개가 발생하고
사소한 사고 징후들이 300건 발생하여 조짐을 알린다는 것이다.

우리가 먹는 음식도 대부분 화학 첨가물이 들어 있는 가공식품인 경우가 많다.
이런 환경에서 과식, 간식, 야식, 폭식, 과음 등의 무절제한 식습관으로 우리 몸
에 독소가 쌓여가고 있다. 그 결과로 나타나는 작은 신호들이 바로 전조증상이
라고 하는 불편한 증상이다.

아침에 일어나기가 힘들다거나, 피로를 자주 느끼거나, 눈곱이 자주 끼거나,
눈이 건조하여 안약을 사용하거나, 손발이 차거나, 가래가 끓거나, 집중력이
떨어지거나, 건망증이 심해지거나, 돌부리에 한쪽 발이 잘 걸리거나, 음식 맛
이 떨어지거나, 소화가 안 되는 등의 가벼운 전조증상이 일어난다.

그러다 고혈압, 당뇨, 백내장, 녹내장, 이명, 관절염, 알레르기, 피부병 등의 질
병을 거쳐 최종적으로 대형사고인 암이나 동맥경화, 뇌졸중, 치매 등과 마주하
게 된다. 개미구멍 같은 작은 징후인 전조증상을 모른 체하다가 거대한 댐이
무너진다는 사실을 잊지 말아야 한다.

04. 가공식품과 만성퇴행성질환

1. 가공식품이 몸에 미치는 영향

우리가 먹는 것이 바로 우리 자신이다. 그런데 우리는 자신이 먹는 음식에 정확히 무엇이 들어 있는지 잘 모를 뿐만 아니라 몸속에서 어떤 해를 끼치는지는 더욱 모른다. 거기다 거대 식품회사들은 엄청난 광고를 통해 건강에 나쁜 식품을 선택하라고 우리를 유혹한다.

우리는 맛으로 음식을 먹는다. 감기에 걸리면 맛이 없다고 느끼는 이유가 바로 코가 막혀 냄새를 맡을 수 없기 때문이다. 음식을 먹을 때 코를 막고 먹으면 맛을 20%밖에 못 느낀다고 한다. 향기가 강한 음식은 5배로 더 맛있다고 느낀다는 것이다. 딸기맛 우유가 진짜 딸기 우유보다 더 맛있다고 느끼는 이유가 첨가된 딸기향 때문이다. 스낵이나 패스트푸드를 포함한 가공식품에 향신료나 첨가물이 남용되는 이유가 여기에 있다. 이런 식품첨가물이 많은 음식의 가장 큰 특징은 값이 싸면서 맛있다는 것이다. 그런데 값이 싼 재료로 해결할 수 없는 것이 바로 영양소다.

우리 뇌는 안테나를 세워 혈액의 영양 성분을 늘 점검하고 있다. 과자나 스낵 등을 먹으면 몸에서 지금 필요한 영양소가 채워지지 않기 때문에 식욕이 떨어지지 않아 계속 먹게 된다. 광고를 많이 하는 각종 과자 같은 식품첨가물이 많이 든 간식은 계속 손이 가면서 멈추기 어렵게 되는 이유다. 이런 식품들은 태우는 영양소(소량영양소)와 섬유질의 부족에 식품첨가물의 과잉으로 장에서 유해균의 먹이가 되어 장내 환경을 악화시켜 아토피나 여드름의 원인으로 악화할 수도 있다. 영양 불균형에 화학 첨가물이 다량 함유된 이런 가공식품은 빛 좋은 개살구라는 말이 어울린다.

2. 기업 이윤의 극대화와 독소 식품

이런 식습관이 장기화하면 저체온, 피로, 피부염 등의 신호를 거치면서 몸 상태를 악화시킬 수 있다. 고콜레스테롤혈증, 비만 질환, 당뇨합병증 등이 원인인 사지 절단, 식생활 잘못으로 걸리는 암, 빠르게 증가하는 심혈관 질환, 파킨슨병, 치매 등의 문제는 단순히 개인의 책임으로 넘겨 버릴 수 없다.

바로 이윤 추구 극대화를 위한 식품 생산시스템이 만들어내는 독소 식품의 영향을 배제하기 힘들어보인다. 식품회사에서 사용하는 화학첨가물은 우리의 입맛을 중독시키고, 몸속에서 독소로

작용하기 때문이다. 첨가물이 듬뿍 든 가공식품을 섭취하면 인체
는 혼란에 빠져 그 화학성분들을 지방으로 싸서 복부와 엉덩이에
주로 저장한다. 과잉 축적된 지방은 아디포사이토카인이라는 독
성물질을 분비하여 대사작용을 방해한다.

05. 당뇨의 치유 원리

1. 인슐린과 항상성

우리 몸은 항상성을 통해 생명을 유지한다. 우리 몸은 광합성을 하는 독립영양생물이 아닌 종속영양생물이므로 외부에서 음식을 통해 영양을 공급받아야 한다. 항상성은 혈당, 혈압, 산도, 맥박, 체온 등을 일정하게 유지해 인체 기능을 최적화하려는 작용이다.

혈당을 일정하게 유지하려는 몸의 항상성 작용은 글루카곤, 코티솔, 아드레날린, 성장호르몬, 인슐린에 의해 조절된다. 혈당이 높아졌을 때 정상으로 낮추는 작용을 하는 유일한 호르몬이 바로 인슐린이다.

인슐린이 하는 일은 넘처나는 혈관의 포도당을 세포 속으로 신속하게 밀어넣어 혈당을 낮추는 것이다. 인슐린에 의해 세포 속으로 들어간 포도당은 지방으로 전환되어 예비 연료로 저장된다. 인슐린은 동화호르몬으로 본래 저장되어 있던 지방의 분해도 억제한다. 당질의 과잉 섭취로 지방세포 속에 저장된 예비 연료가 포화 상태가 되어 더 받아들일 수 없을 때 인슐린이 추가로 포도당을 세포 속으로 밀어넣으려는 것을 거부함으로써 혈액 속에 포도당과 인슐린이 동시에 넘쳐날 때를 '인슐린 저항성' 이라 한다. 염증 상태로 생존 스위치가 켜져 절약 유전자가 작동될 때도 인슐린 저항성이 생긴다. 인슐린 저항성이 생기면 지방을 저장시켜 지방세포의 비대화를 부른다.

700만 년 인류 역사에서 포도당이 주식이 된 것은 정착 생활을 통해 농사를 시작하면서 나타난 새로운 변화로서, 겨우 1만 년밖에 되지 않았다. 유전자가 새로운 환경에 적응하려면 5만 년 정도의 시간이 필요하다. 따라서 우리 몸은 지금처럼 포도당 위주의 식생활에 아직 완전하게 적응하지 못한 상태라고 할 수 있다. 가공식품이 넘쳐나기 전에는 그래도 밥과 함께 채소를 충분히 먹어서 큰 문제가 되지 않았지만, 지금은 과잉된 당질 위주의 식생활이 문제다.

인슐린 저항성은 어떤 경로로 나타나는가?

자가포식이 활성화되면 인슐린 분비 기능이 정상화된다. 우리 몸은 자연치유력을 가지고 있다. 이 기능이 활성화되려면 제대로 된 영양소 공급이 필요할 뿐이다. 태우는 영양소와 태워지는 영양소의 균형만 맞추면 된다.

2. 항상성과 저혈당 쇼크

자연치유력을 활성화하려면 포도당, 인슐린, 단백질, 포화지방 섭취와 자가포식의 관계를 이해해야 한다. 우리 몸은 기본적으로 날씬하도록 유전자에 입력되어 있다. 싸움이나 도주 상황에 가장 적합한 몸, 운동선수처럼 날씬한 몸을 가져야 생존에 유리하기 때문이다.

이 기준에서 벗어난 증상이 비만을 비롯한 만성질환이고, 만성질환 중 하나가 바로 당뇨다. 우리 몸의 유전자는 생명을 유지하기 위해 날씬한 몸으로 만들려고 늘 노력한다. 그런데 조건이 전혀 갖춰지지 않아 어쩔 수 없이 당뇨 상태에 있는 것이다. 조건만 만들어주면 몸의 항상성을 유지하기 위해 자연치유력을 활성화하여 재빨리 유전자가 기억하는 몸으로 되돌아간다.

우리 몸은 생존에 유리하도록 항상성이 스스로 조절한다. 항상성이 발휘되는 조건이 무엇인가? 바로 충분한 영양소를 공급하고 영양소의 균형을 맞추어 식이 스트레스를 해소하는 것이다.

단순 당 위주의 식습관에 의한 인슐린 과잉으로 저혈당 상태에 빠졌을 때 저혈당 쇼크가 온다. 저혈당 쇼크는 지방세포에 연료가 충분한데도 불구하고 꺼내 쓸 수 없는 '연료 사용 불가' 사태다.

기업으로 말하면 흑자 도산이다. 인슐린에 의해 혈당이 혈액으로부터 지방세포로 과다하게 저장되어 에너지 생산 원료인 포도당이 혈액 속에서 바닥 나버린 사태가 저혈당 쇼크다. 이때는 몸의 에너지 공급이 중단되는 위험에 빠진다. 인슐린 과잉이 일으킨 대형사고다.

원인은 단 하나다. 가공된 탄수화물, 즉 당질 위주 음식을 먹기 때문이다. 혈액 중에 분비된 과잉 인슐린이 혈당을 기준치인 0.1%로 낮추고도 계속해서 혈당을 세포로 밀어넣어 저혈당을 만든다. 그러나 저혈당 쇼크의 진짜 원인은 따로 있다. 저혈당이 되어서 쇼크가 오는 것이 아니라 인슐린이 혈액 속에 남아 있어 쇼크가 나타나는 것이다.

3. 채소 위주 식습관으로 영양 균형을 맞추자

우리 몸에서 주로 쓰는 에너지원은 포도당과 지방산이다. 혈액 중에 포도당이 모자라면 몸에 저장된 지방을 쓰게 되어 있다. 그런데 인슐린이 혈액에 남아 있으면 그 안전장치가 작동되지 않는다. 성장을 위한 프로그램이 작동될 때는 장수를 위한 청소 시스템은 작동되지 않기 때문이다. 우리 몸의 유전자는 우선순위가 성장에 맞춰져 있다. 그래서 성장을 위한 영양소 저장 작용을 하는 인슐린이 분비되면 코티솔, 아드레날린, 글루카곤 등의 포도당을 만드는 삼중 안전장치가 작동되지 못한다.

인슐린은 지방 분해가 아니라 지방 저장을 지시하는 호르몬이어서 에너지로 쓰기 위해 저장 지방을 분해하는 일이 일어나지 못한다. 그래서 혈액 중에 인슐린이 남아 있어 지방을 대체 연료로 쓸 수가 없어 연료가 바닥나는 상태가 되어 쇼크로 나타난 것이다.

저혈당의 원인은 포도당으로 이뤄진 쌀, 국수 등 전분 식품을 과잉 섭취하기 때문이다. 역설적으로 전분이나 설탕 등의 가공 당질을 섭취하지 않으면 저혈당증은 일어나지 않는다.

전분 위주의 주식을 줄이고 채소를 주식인 전분과 같은 양만큼 충분히 섭취해 영양 균형을 맞춰주면 간단히 해결되고 당뇨약도 평생 먹을 필요가 없다. 아니, 먹고 있는 당뇨약마저 끊어야 한다. 항상성 유지에 전혀 도움이 되지 않기 때문이다. 몸의 항상성 유지에 도움이 되지 않는 어떤 음식이나 치료도 큰 의미가 없다.

제3장

항상성에 관하여

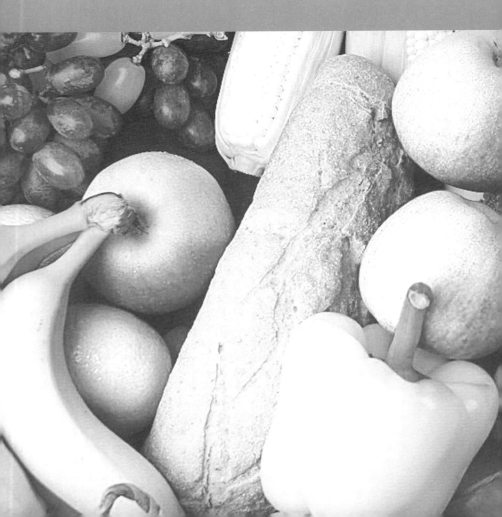

우리 몸의 내부 환경을 일정하게 유지하려는 성질이 항상성이다. 항상성 유지의 핵심은 충분한 영양 흡수와 시원한 노폐물 배출이다. 세포막과 세포 소기관을 구성하는 물질을 충분하게 공급하고 대사과정에서 생성된 노폐물 배출에 필요한 영양소와 에너지를 공급해야 항상성이 잘 유지된다.

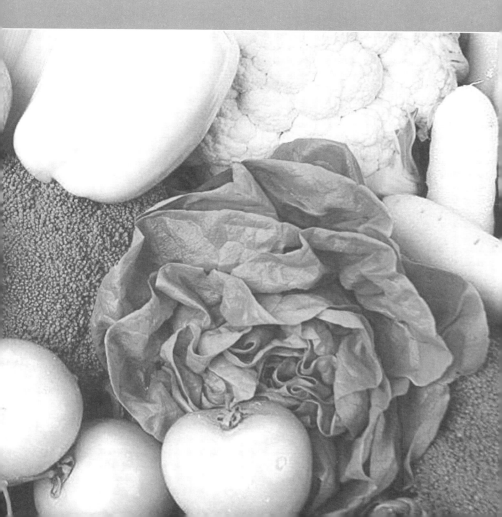

01. 항상성의 개념과 작동체계

1. 항상성의 개념

항상성은 세포의 구조를 온전한 상태로 유지하고 기능이 정상적으로 작동되어야 가능하다. 기능 면에서 생체 리듬을 조절하는 두 가지 축은 자율신경과 호르몬이다. 이 두 가지가 60조 개 이상의 세포가 효율적으로 움직이도록 조절하는 역할을 한다.

우리가 살아가기 위해 숨을 쉬고 음식을 먹고 일을 하는데, 이때 몸에서 내가 의식하지 못하고 이루어지는 호흡 횟수, 심장박동 횟수, 체온, 체중 등을 일정하게 유지해준다. 우리 몸은 체온 등의 내부 환경을 날씨 등 외부 환경의 변화에 대응하여 일정하게 보호하려는 성질을 가지고 있다. 또 인슐린 과잉 분비 등 내부 환경 변화가 생길 경우에도 즉시 이를 정상으로 되돌리려는 움직임을 보인다.

이처럼 우리 몸의 내부 환경을 일정하게 유지하려는 성질이 항상성이다. 항상성 유지의 핵심은 충분한 영양 흡수와 시원한 노폐물 배출이다. 세포막과 세포 소기관을 구성하는 물질을 충분하게 공급하고 대사과정에서 생성된 노폐물 배출에 필요한 영양소와 에너지를 공급해야 항상성이 잘 유지된다.

2. 항상성의 작동체계

항상성을 유지하기 위해 3가지 시스템이 유기적으로 작동한다. 바로 자율신경 시스템, 에너지 시스템, 백혈구 시스템이다. 낮과 밤의 변화에 따른 활동과 휴식을 조절하는 자율신경 시스템, 영양 흡수와 성장에 필요한 에너지 시스템, 병원체 같은 외부침입자를 방어하고 내부 노폐물을 처리하는 백혈구 시스템이 유기적으로 작동하여 외부 환경의 변화에 적응하고 있다.

음식을 섭취한 후 영양소를 흡수하고 쌓인 노폐물을 배출하여 떨어진 세포의 기능을 복원하는 일도 항상성을 유지하기 위한 작용이다. 항상성을 유지하기 위한 모든 대사 활동의 바탕은 우리 몸의 70%를 차지하는 물이다. 대사작용을 활성화하는 데는 효소가 꼭 필요하다.

또 우리 몸의 대사작용을 원활하게 유지하는 항상성은 산염기도(pH)의 영향을 받는다. 산염기도(pH) 조절의 핵심은 물이다. 체중의 70%를 물로 유지하려면 근육량이 중요하다.

항상성은 자율신경 시스템을 이용하여 인슐린 과잉 분비, 고열 발생 등 각 기관의 기능이 지나치면 억제하고, 부족하면 촉진하는 음성 피드백 작용을 통해 일정하게 몸의 기능을 조절한다. 이를 통해 생명을 유지한다. 만약 어떤 기능이 지나치게 과잉 작동하면 이를 정상 위치로 되돌리려는 움직임을 '음성 피드백'이라 하고, 이와 같은 작용은 이미 몸에 입력된 인체 항상성 조절 작용으로 일어난다. 기온이 낮아 너무 춥거나 혹은 더위가 너무 심할 때는 외부 환경이 변하더라도 몸 내부의 상태를 일정하게 유지하려는 성질을 항상성이라 하는데, 이러한 항상성 조절 작용은 신경 계통과 호르몬 계통이 주로 담당한다.

200억 개 이상의 신경 세포로 구성된 신경 계통의 근본적 기능은 항상성을 유지하는 데 있다. 신경 계통은 호르몬을 분비하는 내분비 계통과 함께 우리 몸 안팎의 환경 변화를 지속하여 감지하고 이에 대해 적절히 반응하여 우리 몸을 가장 적합한 상태, 즉 항상성이 유지되도록 한다.

질병의 원인을 알려면 몸 전체를 총괄하는 시스템을 이해하는 지혜가 필요하다. 그러기 위해서는 자율신경, 호르몬, 백혈구, 에너지 생성 등에 대해 알아야 한다. 이런 요소들이 유기적으로 상호작용을 하면서 건강을 지키는 항상성을 유지하려 부단히 활동하고 있는데, 영양 불균형이나 스트레스, 외부 유입 이물질에 의해 이 유기적 시스템이 항진이나 저하라는 오작동을 일으키게 되면 질환으로 나타난다.

질환의 진행 상태를 파악하기 위해 항상성은 혈액, 소변, 대변의 검사를 통해 점검할 수 있다.

　최근에 사용되는 가장 효과적인 방법으로는 소변 유기산 검사가 있다. 그 밖에도 호모시스테인 검사, 모발 미네랄 검사, CRP 검사, 타액 호르몬 검사도 쓰고 있다.

02. 항상성 유지에 관련된 9가지 요소

1. 체온

왜 체온은 36.5도일까?

우리 몸은 음식을 섭취하여 몸의 구성 원료와 에너지를 얻는다. 구성 원료와 에너지를 얻기 위해서는 화학반응을 거쳐야 한다. 이 화학반응은 효소의 작용에 따라 효율적으로 일어난다. 그런데 이 효소가 활발하게 작용하여 효율을 내려면 온도와 습도, pH가 적절하게 유지되어야 한다.

효소가 가장 활발하게 작용하는 온도가 36~40도다. 심장은 40도, 소장은 39도로 온도가 체온보다 높은 이유다. 아프면 열이 나는 것도 이물질을 제거하는 효소 활동을 촉진하기 위한 작용이다. 또 체온은 면역력을 높이는 데 중요한 역할을 한다.

2. 호흡

호흡은 산소를 흡수하고 노폐물인 이산화탄소를 배출하는 작용이다. 폐를 통해 흡수된 산소는 세포 내 미토콘드리아라는 에너지 생산공장에서 사용된다. 산소는 적혈구에 실려와 혈장에서 적혈구와 분리된 후 세포막과 미토콘드리아 막을 통과해야만 비로소 미토콘드리아 내에서 쓰인다. 무조건 숨을 쉰다고 필요한 산소가 모두 공급되는 건 아니다. 세포막과 미토콘드리아 막이 산소를 잘 흡수할 수 있는 구조를 갖추었느냐가 산소 공급량을 결정한다. 세포막과 미토콘드리아 막 내의 순수한 식물성 지방인 오메가-3와 오메가-6가 산화되어 있거나 부족하면 산소 공급이 원활하지 못하게 된다.

제대로 된 음식 섭취가 중요하다. 산화되지 않은 압착 방식으로 짠 볶지 않은 생들기름과 참기름을 섭취하는 것이 좋다. 유통기한을 늘리기 위해 화공 약품을 사용하여 고온에서 추출한 기름은 산소 흡착 능력이 없다. 상표 달린 식용유 대부분이 여기에 해당한다.

3. 혈액

혈액은 적혈구 45%, 혈장 54%, 백혈구와 혈소판 1% 정도로 이뤄져 있다. 혈액의 가장 중요한 역할은 산소와 영양소 운반이다. 혈액 순환이 나빠지면 항상성이 무너지면서 자연치유력이 떨어지기 때문이다.

사람 몸속에는 5~6리터쯤의 혈액이 있다. 심장은 이 혈액을 통해 세포에 산소와 영양소를 보내기 위해 하루에 10만 번의 박동으로 8,000리터의 혈액을 내보낸다.

혈액의 기능은 온몸으로 산소와 영양소를 운반하고 이산화탄소와 노폐물을 수거하는 일이다. 혈액의 산염기도(pH)가 7.4 이하로 떨어져 산성화되면 모든 대사 작용에 문제를 일으키기 때문에 이를 중화시키는 일이 매우 중요하다. 칼슘은 혈액 산성화 방지 5분 대기조 역할을 한다.

혈액 산성화의 주범은 과잉 당질 섭취다. 혈액 속 과잉 포도당은 적혈구에 달라붙어 산소 운반을 방해하고, 알부민에 달라붙어 영양소의 운반도 방해하고, 혈액을 끈적이게 해 혈류 속도도 느리게 만든다. 혈액이 오염되었는지를 판단하려면 얼굴색을 보면 알수 있다. 얼굴색이 윤기가 없이 탁하며 창백한 색을 띠고 다크서클이 진하다. 또 피가 오염되면 비염이나 잇몸질환이 나타나며 입술이 검은색을 띤다. 혀 밑 핏줄의 색이 검푸른 색으로 진하게 보여도 혈액이 탁한 것이다.

혈액 속에 운반되는 영양소가 부족하거나 혈관에 염증이 있거나 좁아져 있으면 영양소 공급이 원활하지 못해 피로를 느끼거나 저체온이 나타난다. 혈액 순환을 돕는 건강식품으로는 오메가3, 항산화제, 마그네슘, 비타민E, 은행잎추출물, 컴파운드 K(저분자 사포닌) 등이 있다.

4. 혈관

혈관은 산소와 영양소를 공급하고 이산화탄소와 노폐물을 회수하는 중요한 운송 수단이다. 우리 몸속의 혈관 총 길이는 약 11만 km이다. 혈관이 깨끗하고 탄력이 있어야 산소와 영양소 공급, 노폐물 회수 기능을 제대로 수행할 수 있다.

혈관이라면 고혈압과 동맥경화가 대표적인 질환이다. 고혈압은 심장이 세포까지 필요한 혈액량을 제시간에 보내기 위해 나타나는 현상이다. 운동할 때는 당연히 더 많은 양의 산소와 영양소가 필요하다. 혈액의 공급도 늘어난다. 일정한 혈액량을 가지고 더 많은 산소와 영양소를 세포들에 공급하려면 속도를 높여야 하고, 혈류 속도가 빨라지면 혈압이 올라간다.

잠을 자거나 휴식을 취해도 혈압이 정상보다 높은 이유가 무엇일까? 혈관이 좁아졌기 때문이다. 혈관이 좁아지는 것은 혈관 내벽에 쌓인 노폐물이 원인이다. 혈관 내벽에 쌓인 노폐물은 탁한 혈액 때문이다. 혈액이 탁해진 가장 큰 원인은 잘못된 섭취 습관이다. 혈압이 높아지는 근본 이유는 세포가 필요로 하는 산소와 영양소를 제때 보내기 위해서다. 그래야 세포가 굶어 죽지 않고 제 역할을 하기 때문이다. 항상성을 유지하기 위한 프로그램이다.

한번 먹으면 끊을 수 없다는 혈압약은 어떤가? 혈액 속에 든 수분을 강제로 배출시키고 이뇨작용과 혈관 확장을 강제하는 성분을 함유하고 있다. 정작 노폐물이 생기지 않도록 하지는 못하고 증상만 일시적으로 완화하기 때문에 평생 먹어야 한다는 것이다.

5. 체액

우리 몸의 70%는 수분으로 이루어져 있다. 이 수분을 바탕으로 한 혈액, 림프액, 조직액 등의 액체를 체액이라 한다. 체액은 60%가 세포 내에, 나머지 40%는 세포 밖의 세포간질에 있다. 체중이 70kg인 사람은 49kg의 물을 가지고 있다.

왜 이렇게 많은 물을 가지고 있을까? 산소와 영양소를 운반하는 혈액도 물로 이루어져 있고, 세포 속에서 에너지를 생산하고 노폐물을 배출하고 필요한 물질을 만드는 신진대사 활동의 기본인 효소도 물이 있어야 제 기능을 한다.

체액에서 혈액과 림프액의 역할이 중요하다. 5리터쯤의 혈액과 15리터쯤의 림프액은 산소와 영양소를 운반하고 이산화탄소와 노폐물을 배출하는 중요한 역할을 한다. 특히 림프액은 면역세포가 몰려 있는 림프절과 연결되어 있다.

동맥으로 운반된 산소와 영양소를 세포에 전달하고 세포에서 배출된 독소와 노폐물을 운반하는 통로가 림프관이다. 림프 순환이 원활하지 못하면 몸이 붓는다. 림프관을 흐르는 림프액은 근육의 움직임을 통해 순환되므로 운동을 하면 림프 순환에 도움이 된다.

독소를 희석하는 데도 물이 필요하다. 우리 몸의 모든 작용은 물이 없으면 불가능하다. 물이 1%쯤 부족해지면 갈증이 난다. 물 부족이 심해 탈수가 일어나면 쇼크로 사망에 이르게 된다.

6. 자율신경계

자율신경은 생체 시계의 영향을 받아 움직인다. 낮에는 우리 몸이 활동 모드로 전환되므로 주로 교감신경이 우위가 되어 활동하고, 활동 중에 나타날 위험에 대비해 과립구가 활동하면서 출혈 등에 대비한다.

밤에는 휴식 모드로 몸이 전환되므로 부교감신경이 우위가 되어 림프구 활동을 촉진하여 쌓인 독소와 노폐물을 청소하여 배출하고, 고장 난 조직을 복원 재생한다.

7. 면역계

면역계는 우리 몸에 침투하려는 병원체를 막아내는 일과 몸속의 물질대사 과정에서 생성되는 노폐물을 정화 배출시키는 작용을 활발히 하게 된다. 면역계는 자율신경의 지배를 받는다. 자율신경이 불균형에 빠지면 면역 작용도 억제되거나 과잉이 되어 부작용을 일으킨다.

우리 몸속 전체 면역 세포 중 70%가 장에서 활동하면서 외부침입 병원체 등 이물질을 철통 방어하고 있다. 소화 흡수 작용을 할 때는 B세포가 집중적으로 활동하며, 이물질을 방어하고 자가포식과 세포사멸을 통한 독소와 노폐물의 정화 배출 작용을 할 때는 T세포가 활성화된다. 면역 기능의 기본은 자기와 비자기의 구분이다. 자기가 아닌 이물질이 침투하면 이를 물리치고 기억을 저장한다.

스트레스 상태로 과부하가 걸리면 면역계가 크게 억제되어 활동이 부진해져 방어 작용을 제대로 하지 못하게 된다. 체온, 습도, 산염기도(pH)의 영향도 크게 받는다.

8. 호르몬계

우리 몸은 60조~100조 개의 세포로 이루어져 있다. 또 이 세포들로 구성된 조직과 기관이 서로 유기적으로 연결되어 생리작용을 하고 있다. 생리작용의 연락병이 바로 신경과 호르몬이다.

신경은 카톡에, 호르몬은 등기우편에 비유할 수 있다. 특히 갑상선 호르몬은 기초 대사량을 조절해 체온 유지에 중요한 역할을 한다. 에너지 발전소인 미토콘드리아에서 에너지 생산량을 늘리는 데 관여한다. 그래서 갑상선 호르몬의 분비가 원활하지 못하면 기능저하증이 되어 저체온이 되거나 비만이 되기 쉽다. 과잉 분비되면 기능항진증이 되어 몸이 마르게 된다. 몸속에 독소나 노폐물이 쌓이면 호르몬 분비가 원활하지 못해 불균형이 초래된다. 수면장애, 비만, 저체온, 갱년기 증상 등은 호르몬 불균형의 문제로 발생하는 증상으로 해독을 하면 크게 도움이 된다.

9. 산성화

우리 몸은 pH의 조절이 중요하다. pH는 수소이온지수라는 뜻으로, 여기서는 혈액의 수소이온 농도를 말한다. 수소이온이 많으면 pH는 산성이 된다. 산화는 산소와 결합하거나 수소, 전자가 분리되어 나타나는 산 염기도(pH)의 변화를 말한다. 몸속의 수소이온 농도가 매우 작은 변화 속에서 정밀하게 유지되어야 하므로 pH는 정밀하게 조절된다. 우리 몸의 정상 pH는 약알칼리 상태인 7.4이며, 위아래로 0.2의 작은 변화 안에서 조절된다.

pH가 7.0 이하로 떨어지면 사망할 수 있다. 당뇨나 기아 상태가 되면 pH가 떨어져 산독증이 나타날 수도 있다. 우리 몸이 pH가 7.4 이하로 떨어져 산성이 되면 활성산소에 의해 세포나 조직이 산화되어 독소나 노폐물이 배출되지 못하고 쌓여 몸의 기능을 떨어뜨린다.

몸이 산성이 되면 비만과 질병이 나타나고 노화가 진행된다. 스트레스와 독소로 인해 발생한 활성산소가 세포 기능을 떨어뜨리면 노폐물과 독소가 몸속에 쌓인다. 스트레스는 과립구를 증가시키고, 과립구는 대량의 활성산소를 배출한다. 활성산소에 가장 먼저 피해를 보는 것이 적혈구다. 적혈구가 산화되면 혈액이 산성으로 바뀐다.

독소와 노폐물을 배출시키는 몸의 대사 활동이 활발해지려면 혈액이 약알칼리 상태가 되어야 하고 에너지가 충분하게 공급되어야 한다. 이때 효소 활동을 돕는 미네랄과 비타민이 필요하다. 또 활성산소를 중화시키는 항산화제인 식물 영양소도 필요하다.

03. 항상성 유지를 위한 세포 수리 및 교체

항상성 유지를 위해 우리 몸의 손상된 세포는 두 가지 방법으로 처리된다.

영양 상태가 충분할 때는 손상된 세포를 '세포자살(Apoptosis)' 로 처리한다. 기존의 손상된 세포를 죽이고 골수에서 새로운 세포를 만들어 교체하는 것이다. 이 방법은 에너지가 많이 소모되고, DNA 복제 오류 위험이 커져 암 등의 질병 발생 위험이 커질 수 있다. 또 너무 활성화되면 수명을 단축한다. 백혈구에 의한 세포자살과 성장 호르몬에 의한 줄기세포 재생 속도가 균형을 유지해야 건강한 몸을 유지할 수 있다. 이와는 달리 단식 등으로 에너지가 부족해지면 '자가포식(Autophagy)' 으로 손상된 세포를 제거하지 않고 수리해서 복원한다. 소식(小食)하면 장수하는 이유가 여기에 있다. 이 방법은 에너지 소비를 줄이고 DNA 복제가 이뤄지지 않기 때문에 질병의 위험도 없다.

1. 세포와 물질대사 그리고 세포막

세포는 인체의 기본 단위로, 모든 대사가 이뤄지는 장소다. 우리 몸의 세포 수는 체중이 70kg인 사람은 70조 개, 80kg인 사람은 80조 개로 보면 된다. 대사에 필요한 에너지 생산과 세포 소기관을 교체, 재생시키는 자가포식작용 등이 모두 세포 내에서 일어난다.

물질대사는 영양소를 섭취하여 생명을 유지하는 작용이다. 에너지를 생산하고, 세포를 복원 재생하고, 생성된 노폐물을 배출하는 세 가지 일에 섭취한 영양소를 사용하기 위해 체내에서 일어나는 화학반응을 말한다. 물질대사에 이상이 생기면 지방, 당질, 콜레스테롤 등의 소화가 중단되면서 체중이 증가한다.

세포막의 완벽한 구조와 세포 내 소기관의 구조가 완전해야 세포의 기능이 제대로 발휘될 수 있다. 현대인은 몸 전체 기능의 50% 정도밖에 사용하지 못하고 있다. 세포막의 기능 저하 때문이다. 세포막이 산화되어 기능이 떨어지면 신호 전달, 산소 흡입, 영양소 흡수 등이 원활하지 못해 에너지 생산의 부족으로 저체온이 된다. 그러면 화학반응을 조절하는 효소의 기능이 떨어져 질병으로 이어진다.

2. 자연치유력의 효능

    자연치유력은 우리 몸의 항상성을 지탱하는 최고의 시스템으로, 우리 몸을 지키는 "내 몸 안의 100명의 주치의"다. 면역력, 혈류력, 해독력, 재생력은 우리 몸이 가진 네 가지 강력한 자연치유력이다.

1) 면역력

    우리 몸이 가진 백혈구 시스템에 의해 만들어진다. 우리 몸의 방어 시스템에는 외부 이물질의 침입을 막는 기능과 내부 이상을 처리하는 기능으로 크게 구분된다. 만성질환의 시대인 지금은 우리 몸에 매일 생기는 이상 세포인 염증세포와 암세포를 제거하는 자기 응답성 면역세포의 기능이 중요하다.

    이 세포들은 대부분 장과 간에서 만들어진다. 소장에서 만들어지는 자기 감시 기능을 하는 자기 응답성 면역세포는 우리 몸을 샅샅이 감시하며 이물질과 질병 세포를 찾아내 죽인다. 면역세포의 생성과 활동을 촉진하려면 장의 건강과 체온의 유지가 중요하다.

2) 해독력

    해독의 주체는 간이다. 간에 있는 500여 가지의 효소가 해독작용을 주도한다. 간은 '해독 공장'이라는 별명을 가진 인체에서 가장 큰 해독 장기다. 혈액 독소의 90%를 간에서 처리한다.

간 기능이 저하되어 효소 분비가 충분하지 못하면 해독되지 못한 독소로 인해 혈액이 오염되어 혈류가 느려지면서 백혈구의 활동이 크게 떨어져 패혈증의 원인이 되기도 한다.

과식하지 않고 12시간 이상의 공복 시간을 유지하여 대사 효소의 활동 시간을 늘리는 생활습관이 간의 해독력을 활성화하는 데 중요하다.

3) 혈류력

자율신경의 영향을 크게 받는다. 물론 혈류의 주체는 심장과 혈관이다. 혈관의 99%를 차지하는 모세혈관의 혈류 흐름은 자율신경의 영향을 받는다. 스트레스를 받아 긴장 상태가 오래가면 교감신경이 항진되어 모세혈관이 수축하면서 혈류 흐름을 방해한다.

심장은 혈액을 우리 몸의 곳곳으로 보내는 펌프 역할을 하며, 동맥과 정맥의 수축 및 이완 운동을 통해 혈류를 순환시키는 일을 한다. 혈관을 타고 도는 혈액은 산소와 영양분을 세포에 공급하고 노폐물과 이산화탄소를 회수한다. 혈액의 흐름인 혈류가 잘 돌아가면 손상된 조직 세포에 영양분, 백혈구, 줄기세포의 공급도 원활해져 질병 세포가 신속하게 제거된다.

4) 재생력

자연치유력의 마무리 작업으로 젊음을 유지하는 데 매우 중요하다. 재생력을 활성화하는 데는 제대로 된 영양의 공급이 중요하다. 골수와 줄기세포는 세포 재생의 주체다. 면역세포에 의해 제거된 고장 난 세포 자리를 채우는 작업이 재생력이다.

골수는 만능 성체줄기세포가 대량생산되는 곳이다. 골수가 건강해야 새로운 줄기세포로 제거된 세포 자리를 신속하게 채울 수 있다. 건강한 사람도 하루에 최소 수천 개에서 최대 100만 개의 암세포와 10억 개의 염증세포, 그리고 3,000억 개의 죽은 세포가 만들어진다.

소장과 골수에서 만들어진 백혈구가 고장 난 세포와 질병 세포를 신속하게 제거한 후 골수에서 건강한 새로운 줄기세포를 만들어 제거된 세포의 빈자리를 신속하게 채워주기를 계속하는 것이다. 새로운 줄기세포가 채워지지 않으면, 주름이 생기고 노화가 진행된다.

3. 자가포식작용의 활성화

자가포식은 세포의 항상성 유지를 위해 세포질 내 내용물인 소기관을 분해하는 필수 작용으로, 식습관과 생활습관으로 인한 만성퇴행성질환과 연관되어 있다. 우리 몸은 세포로 구성되어 있으며, 세포 안에서는 생명 활동에 필요한 에너지와 물질이 만들어진다. 이 과정에서 기능이 떨어진 세포 소기관, 손상 변형된 단백질, 세포질의 노폐물 등의 쓰레기가 발생한다. 이런 쓰레기들이 세포 내에 쌓이면 세포는 점점 기능이 떨어져 제 기능을 발휘할 수 없게 된다. 이런 상황 악화를 예방하기 위해 세포 내에서 쓰레기를 치우고 재활용하는 시스템이 바로 자가포식작용이다.

손상된 세포 소기관을 주기적으로 교체해 세포 기능이 떨어지지 않게 유지하는 자가포식작용의 최종 목적은 항상성을 유지하는 것이다. 자연치유력은 자가포식작용의 노폐물 청소 기능을 통해 에너지 생산 능력이 떨어지지 않도록 유지한다.

자가포식작용은 공복 상태일 때나 운동을 하면 활발하게 일어난다. 자가포식작용의 활성화에는 충분한 물이 필요하다. 모든 효소 작용은 체온이 37.5도 이상일 때 활발하게 일어난다. 그래서 체온은 자연치유력을 강화하는 데 매우 중요하다. 또 효소 활동은 pH 7.4의 약알칼리 상태일 때와 습도가 적정 상태일 때 활발해진다. 그리고 비타민D 공급을 통해서도 활성화할 수 있다. 가장 결정적인 활성화 조건은 인슐린이 혈액에 남아 있지 않을 때와, 섭취한 포도당, 단백질, 포화지방이 고갈되었을 때이다.

자연치유력을 강화하는 방법은 균형 잡힌 영양의 섭취와 더불어 충분한 공복 시간을 갖는 식습관이다. 밤에 12시간의 금식을 실천하는 일이 그래서 중요하다. 충분한 영양 섭취는 소화력이 뒷

받침되어야 한다.

　소화력이 떨어져 섭취한 음식이 제대로 흡수되지 않으면 영양 가치가 없기 때문이다. 소장에서 음식이 잘 흡수되어야 비로소 영양소로서의 가치가 발휘되어 몸에 쓰인다는 사실을 기억해야 한다. 배부르게 먹는다고 능사가 아니다. 신선한 음식을 잘 씹고 제대로 흡수시켜야 비로소 몸에서 사용할 수 있는 영양소가 된다.

4. 세포자살작용의 원인과 목적

　우리 몸에서 세포가 제거되는 과정은 두 가지다. 하나는 외부의 물리적인 상처로 인해 제거되는 네크로시스(세포타살)이고, 다른 하나는 이미 우리 몸이 가지고 있는 프로그램에 따라 자의적으로 제거되는 아포토시스(세포자살)이다. 세포타살로 제거될 때는 활성산소가 대량 방출되어 조직에 손상을 입히고, 세포자살로 제거될 때는 활성산소를 방출하지 않아 조직 손상이 없다는 차이가 있다. 세포가 자살을 선택하는 이유는 전제 개체의 효율을 위해서 자기희생을 하는 것이다. 그래서 염증 반응을 일으키거나 주변에 피해를 주지 않는다. 우리 몸에서는 매일 100억 개의 세포가 죽고 새로운 세포가 생겨나 채워진다. 이렇게 죽는 세포는 어른의 경우 하루 100그램쯤 된다.

　미토콘드리아는 세포자살을 조절한다. 즉, 세포를 살릴지 죽일지를 결정하는 역할을 한다. 백혈구에 의한 세포자살과 성장호르몬에 의한 줄기세포 분열 재생 속도가 균형을 유지해야 건강한 몸을 유지할 수 있다. 죽는 세포와 채워지는 세포의 균형이 깨졌을 때 노화가 진행된다.

세포막이 손상되면 세포의 기능이 50% 이하로 떨어지고, 미토콘드리아 막까지 손상되면 세포의 기능이 90% 이상 떨어진다. 세포는 미토콘드리아에 단백질 등 구성 물질을 공급하고, 미토콘드리아는 세포에 에너지를 제공하며 서로 공존한다.

몸을 구성하는 체세포는 수억 개가 넘는 세포들이 결합해 대사 작용을 한다. 어느 한 세포핵의 DNA에 돌연변이가 쌓이면 그 세포 조직이 만드는 생명 활동이 지장을 받는다.

5. 열충격단백질의 역할

열충격단백질은 세포가 열, 저산소, 독성물질 등의 환경에 노출되었을 때 세포가 스스로 방어하기 위해 기능하는 단백질로, 다양한 종류가 있다.

우리 몸은 항상성을 통해 기능을 유지하기 위해 몸속에 쌓이는 노폐물을 수시로 청소한다. 이러한 과정은 체내 모든 곳에서 생명 유지에 필수적인 단백질을 이용하여 이뤄진다. 손상된 단백질은 열충격단백질에 의해 복원되며, 복원 불가능한 노폐물로 쌓인 단백질은 리소좀이라는 세포 소기관에 의해 아미노산으로 분해되어 재활용되거나 폐기된다.

그런데 이러한 세포 청소 과정은 각각의 세포마다 다르게 진행된다. 이러한 세포 재생 과정은 우리가 일상업무를 수행하고 인생을 즐길 수 있는 원동력이 된다. 이러한 단백질 분해 및 재생 과정의 균형이 깨지면 체내에 단백질 노폐물이 쌓인다. 이러한 노폐물의 축적은 뇌에서는 아밀로이드 베타라는 단백질 부산물이 쌓여 뇌 기능 감퇴를 가져온다. 이 아밀로이드 베타라는 쓰레기를 청소하는 시스템이 글림프 시스템이다. 글림프 시스템은 논렘수면(깊은 잠)일 때 활성화된다. 그래서 치매 예방에는 숙면이 중요하다.

열충격단백질의 기능을 살펴보면 스트레스 등으로 변형된 단백질을 정상화하고 피로물질을 억제하여 활력을 회복하며, 통증 완화 호르몬인 엔도르핀 분비를 촉진한다. 림프구의 NK세포를 활성화하고, 인터페론 합성을 촉진해 면역력을 극대화한다.

섭취한 영양소 중에 특정한 것들이 열충격단백질을 활성화한다는 사실이 밝혀졌다. 브로콜리, 토마토, 케일, 블루베리, 컴파운드 K 등이 열충격단백질을 활성화한다. 우리 몸에서 일어나는 모든 대사의 중심에는 효소와 호르몬, 세포막의 원료가 되는 단백질이 있다. 생명유지 활동을 주관하는 물질인 단백질이 여러 이유로 발생하는 활성산소에 노출되면 손상을 입는다.

이 손상된 단백질은 우리 몸에서 매우 중요하기 때문에 신속하게 회복시킬 필요가 있는데, 단백질의 정상화에는 두 가지 방법이 있다.

첫째, 스트레스로 크게 손상되지 않은 단백질은 아미노산으로 분해하지 않고 바로 복원한다. 이 복원 작용을 담당하는 단백질이 열충격단백질이다.

둘째, 쉽게 복원할 수 없을 정도로 손상된 단백질은 다른 방법으로 분해한다. 쓸모가 없어진 단백질은 라이소자임이라는 단백질 분해 효소를 통해 아미노산으로 분해하여 필요한 단백질로 재구성하여 사용한다.

tip [알아두면 유익한 건강정보]

렘수면과 논렘수면

수면은 여러 가지 단계로 나뉘며, 인체는 렘(REM)수면과 논렘(NonREM)수면을 반복하며 잠을 잔다. 수면하는 동안에도 우리 신체는 계속 활동을 한다.

렘수면 중에는 호흡과 심장 박동이 잠에서 깨어 있을 때와 비슷하다. 이러한 렘수면 상태는 잠을 자는 것처럼 보이지만, 뇌파는 깨어 있기 때문에 뇌에 휴식을 주지 못한다.

우리는 잠을 자는 동안 흔히 꿈을 꾸는데, 이 꿈을 꾸는 시간이 바로 렘수면으로, 뇌파가 억제되지 않아 꿈을 실제처럼 선명하게 꾸게 된다. 대개 성인은 총 수면의 25% 동안에 6회 정도의 렘수면에 빠진다. 8시간을 잔다면 2시간이 렘수면으로, 그 시간 동안 여섯 번쯤 꿈을 꾸는 것이다.

논렘수면은 렘수면과 달리 뇌와 신체가 모두 활동을 멈추고 잠을 자는 깊은 수면을 말한다. 논렘수면 동안에는 안구의 운동이 없고, 심박수와 호흡이 두드러지게 감소하며, 근육이 이완된 가운데 뇌가 완전히 휴식을 취한다.

논렘수면 시간은 대개 전체 수면 시간의 75%로, 숙면에 드는 시간이다. 논렘수면 상태일 때도 꿈을 꾸기는 하지만 옅은 꿈이어서 기억하지 못하는 것으로 본다. 논렘수면은 대뇌가 발달한 포유류 등의 고등동물에서만 나타나는데, 논렘수면을 하는 동안에 대뇌에 쌓인 피로가 해소된다.

정상적인 성인이라면 렘수면과 논렘수면이 90분 주기로 반복되지만, 렘수면 상태에서 오작동이 발생하면 행동 장애로 이어진다. 우리가 흔히 아는 몽유병이 대표적인 렘수면 행동 장애다. 이는 무의식중에 벌어지는 행동 장애여서 큰 사고로 이어질 수 있으므로 신속하게 치료해야 한다.

04. 항상성을 지탱하는 세 가지 시스템

우리 몸은 전체가 통합적으로 연결된 시스템에 의해 작동된다. 외부 환경의 변화에 대응하여 몸의 기능을 일정한 상태로 유지하게 하는 이 통합시스템이 항상성이다. 자율신경이 이 항상성 유지를 담당한다. 자율신경계가 내분비 및 면역의 기능을 조절하여 몸의 건강을 지키는 것이다.

우리 몸의 항상성을 지탱하는 대표적인 시스템 세 가지가 이 자율신경 시스템을 비롯하여 백혈구 시스템과 에너지 시스템이다. 이 시스템들을 이해하는 것이 신체 구조와 질환의 구조를 파악하는 데 중요하다. 질병과 건강 관계를 종합적으로 파악하려면 이 시스템들의 상호작용을 통한 항상성 유지 활동을 이해해야 한다.

1. 자율신경 시스템

실제 유전자의 대부분은 스위치가 꺼진 상태다. 그중 극히 일부 유전자만 스위치가 켜져 피부, 장, 신경 세포로서 역할을 한다. 이 각각의 세포들을 통합하여 엇박자가 나지 않도록 지시를 내려야 할 필요가 생겨, 통합 조절 지시를 담당하게 된 것이 자율신경이다.

우리의 의지와 상관없이 움직이는 신경이 자율신경이지만, 완전히 자율적으로 움직이는 것이 아니라 태양을 중심으로 지구 자전주기가 만들어 내는 생체 리듬에 따라 움직인다.

자율신경은 몸속의 시계 유전자에 의해 제어되기 때문에 건강을 위해 매일 아침 정해진 시간에 일어나는 일이 중요하다. 자율신경에는 교감신경과 부교감신경이 있으며, 주로 내장 기관과 분비샘에 연결되어 있다. 교감신경과 부교감신경의 작용은 같은 기관에 분포하며 시소처럼 길항작용을 통해 각 기관의 기능을 조절한다. 활동하는 낮에는 교감신경이 우위가 되고, 잠을 자는 밤에는 부교감신경이 주로 활동한다. 음양 원리에 따라 교감신경과 부교감신경이 시소처럼 움직이면서 상호 균형을 이루며 생명을 유지하는 것이다.

참고로, 길항작용은 서로 반대되는 두 가지 요인이 동시에 작용하여 그 효과를 서로 상쇄시키는 것을 말한다.

순환계, 내분비계, 면역계도 자율신경에 의해 항상성이 유지된다. 강한 스트레스를 받거나 지나치게 많은 일을 하면 교감신경이 흥분되어 과립구 증가 상태가 되면서 조직 파괴에 의한 질병이 나타나고, 마음이 차분하게 안정되어 있거나 지나치게 휴식을 취해 긴장이 풀어지면 부교감신경이 흥분되어 림프구가 증가하면서 알레르기성질환이 발생한다.

자율신경 시스템을 이해하면 대중요법을 벗어나 전인적 치료를 할 수 있다. 자율신경은 신체의 모든 세포를 통합하고 있다. 자율신경의 작용에 따라 내부 환경을 조절할 수도 있고 면역기능을 잘 수행할 수도 있다.

tip [알아두면 유익한 건강정보]

자율신경 폭풍 시간

부교감신경 우위인 밤에서 교감신경 우위의 낮의 활동 모드로 전환하기 위한 자율신경 전환 시점, 즉 새벽 5시부터 아침 8시 사이가 자율신경 폭풍 시간이다. 부교감신경 우위의 수면 상태에서 깨어나도록 새벽 4시경부터 시작된 코티솔 분비가 아침 8시경까지 계속된다. 교감신경 우위 상태를 만들어 낮에 활동할 준비를 하는 시간이다. 이 시간에 입이 마르는 이유가 바로 코티솔 분비로 소화 기능이 억제되기 때문이다. 입에 침이 고이면 교감신경 우위 상태로 전환이 끝났다는 신호다. 그런데 몸이 무겁고 멍해 일어나기가 어려운 상태는 자율신경의 전환이 제대로 이루어지지 못해서 나타나는 현상이다.

에너지 부족이 가장 큰 원인이다. 이런 증상을 느끼는 사람들은 보통 "커피를 한 잔 마셔야 정신이 든다"고 말한다. 만성피로로 부신 기능이 약해져 코티솔 분비가 원활하지 못해 아침에 잘 깨어나지 못하는 것이다. 교감신경 우위 상태가 되면 혈관이 긴장하여 가늘어져 심장은 혈액 공급을 늘리기 위해 압력을 늘리고 심장 박동수를 늘린다.

그러면 혈관과 심장의 부담이 커짐에 따라 부정맥이나 심근경색이 생기기 쉽다. 또 낮에 활동하면서 사고 등으로 출혈의 위험이 커지므로 시계 유전자의 명령에 따라 혈액이 잘 응고되도록 하는 물질이 혈액 중에 증가하는데 이로 인해 뇌경색, 심근경색이 일어나기 쉽다. 심장마비가 이른 아침에 많이 발생하는 이유다. 뇌출혈도 이 시간에 증가한다. 또 이 시간대에 류머티즘 관절염, 알레르기 비염, 천식, 코피 등이 생기기 쉽다. 우울증 환자가 자율신경 폭풍 시간에 침울해지는 이유도 부교감신경 우위에서 분비되는 세로토닌의 분비가 억제되기 때문이다.

2. 백혈구 시스템

우리 몸은 변화하는 내·외부 환경에 대응하여 대사 환경을 일정하게 유지하려는 성질을 가지는데 이를 '항상성(Homeostasis)'이라고 한다. 우리 몸이 항상성을 유지하는 목적은 최적의 활동력과 효과적인 스트레스 대응에 있다.

항상성을 유지하는 가장 중요한 두 축이 신경과 호르몬이다. 두 축이 정상적인 기능을 하려면 에너지가 필요하고, 에너지를 만들려면 영양의 공급이 원활해야 한다. 우리 몸의 항상성은 신경계와 내분비계(호르몬)의 피드백 조절 작용에 따라 유지된다.

항상성은 신체의 통합시스템에 의해 조절되며, 손상된 기능을 신속하게 회복시켜 정상화한다. 정상화된 몸은 최상의 자연치유력을 갖춰 외부침입 이물질에 신속히 대응하며, 내부 이상을 감지하여 자가포식작용이나 세포자살작용을 통해 세포를 복원 재생시켜 최상의 기능을 유지한다.

이런 중요한 자연치유력이 상실되는 주요 원인은 두 가지로 요약된다. 먼저, 활성산소와 화학식품첨가물, 중금속 등으로 세포기능과 효소에 의한 화학반응을 떨어뜨려 대사를 방해한다. 또 하나는, 효소의 화학반응에 필요한 영양소인 미네랄, 비타민과 항산화력의 결핍이다. 영양소의 부족은 효소의 활동력을 떨어뜨리고, 항산화력의 부족은 세포를 녹슬게 만들어 기능장애를 일으킨다.

항상성을 유지하면서 우리 몸의 치유력을 확보해 건강해지려면 영양소의 충분한 섭취와 함께 마음의 여유도 필요하다. 마음의 여유가 있어 긴장이 해소되면 알파파가 증가하여 면역기능이 활성화된다.

항상성은 보상 체계와 자가조절 체계를 지니고 있어서 외부침입 이물질이나 내부 이상으로 생긴 비정상 상태를 정상 상태로 교정하여 회복시키는 역할을 한다. 항상성 유지를 위해 몸속에서 발생하는 노폐물을 제거하고, 외부침입 병원균이나 독소를 방어하여 몸을 보호하는 작용을 담당하는 것이 바로 백혈구 시스템이다.

1) 자율신경과 백혈구의 관계

몸의 방어력을 담당하는 백혈구는 자율신경의 지배를 받는다. 백혈구 중 과립구는 교감신경에서 분비하는 아드레날린 호르몬

수용체를 가지고 있으며, 림프구는 부교감신경이 분비하는 아세틸콜린 수용체를 가지고 있어 자율신경의 신호에 따라 활동한다. 백혈구는 대식세포, 과립구와 림프구로 나뉜다. 이 중 면역기능은 주로 림프구가 담당한다.

모든 백혈구는 매크로파지(macrophage)를 통해 사이토카인(Cytokine)을 분비하여 서로 연락한다. 매크로파지는 탐식 작용을 통해 잡아먹은 이물질을 리소좀의 가수분해 효소로 분해하여 재사용하거나 쓸모없는 것은 장으로 옮겨 배출하거나 폐로 운반해 가래로 배출한다.

이와 같은 배출 작용이 여의치 못하면 추가로 눈곱, 피지, 콧물, 백태와 같은 몸의 모든 구멍을 통해 배출한다. 과립구에는 아드레날린 수용체가 있어 교감신경의 신호를 받아 활동이 높아지고 골수에서 생성된다. 과립구는 매크로파지의 탐식 기능이 더 강화된 것으로, 박테리아처럼 입자가 큰 이물질을 잘 처리한다. 이물질을 통째로 삼켜 활성산소와 그렌자임, 라이소자임 등의 소화 효소로 분해하여 처리한다.

대식세포는 산화된 콜레스테롤을 혈관으로부터 제거하는 역할을 하는데 스스로 산화 콜레스테롤을 분해할 수 없어 대량의 산화 콜레스테롤을 먹고 나서 죽게 되면 동맥경화로 이어질 수 있다. 림프구는 아세틸콜린 수용체를 가지고 있어 부교감신경의 신호를 받아 작용이 활발해지며, T림프구는 흉선에서 생산되고 B림프구는 골수에서 생산된다. 중년 이후에는 소장과 간에서 생산된다. 외부 이물질을 처리하는 B림프구는 소화 작용과 연계되어 주로 소장에서 활동하여 음식을 통해 들어오는 이물질을 방어한다.

이러한 이물질이나 노폐물을 배출하고 외부침입 물질을 철통 방어하는 백혈구 시스템은 싸움─도주, 반응의 최적 상태를 유지하는 항상성을 지키는 것이 궁극적인 목적이다. 항상성 유지는 자연치유력의 최적화가 최종 목적이다.

2) 바이러스와 면역작용

우리 몸은 면역작용에 따라 바이러스나 박테리아로부터 몸을 지킨다. 면역의 주역은 항체다. 항체는 '바이러스'라는 특정 이물질과 결합하는 단백질이다. 항체는 B림프구 세포에서 분비된다. 항체가 결합하는 특정 이물질인 바이러스 등을 '항원'이라 한다. 우리 몸의 면역계는 비자기인 온갖 항원에 대해 항체를 준비한다.

비자기인 이물질 항원을 림프구는 어디에서 인식할까? 비장, 림프절, 소화관이나 호흡기의 점막에 있는 림프 조직에서 인식한다. 몸에 침입한 이물질은 림프 조직 속의 수지상세포에 흡수된 후 수지상세포 표면에 항원 조각이 표시되면서 신호전달물질 사이토카인의 한 종류인 인터루킨이 분비되어 림프구 중에 T세포 일부나 B세포를 모여들게 한다.

이때 모여든 면역세포는 분열을 통해 수를 늘리고 특정 항원에 대한 항체를 늘려 이물질인 항원을 공격한다.

이때 인터루킨의 분비가 부족하면 면역 결핍이 나타난다. 몸속에 침입한 이물질인 항원을 제거하기 위해 만들어지는 항체는 면역 글로블린이라는 단백질로 만들어진다.

tip [알아두면 유익한 건강정보]

비특이적 면역과 특이적 면역

면역작용에는 비특이적 면역작용과 특이적 면역작용이 있다. 이 가운데 비특이적 면역작용은 선천면역의 특징이고, 특이적 면역작용은 획득면역의 특징을 갖는다. 이물질인 바이러스가 몸속에서 인식되면 우리 몸에서는 즉시 면역 시스템이 작동하기 시작한다. NK세포와 T세포 중에서 간이나 장에서 생성되는 NKT세포, B세포 중에서 B1세포는 모든 항원에 신속하게 반응하는 비특이적 면역작용을 하는 선천면역세포다. 이들 선천면역세포는 육지 생활을 하기 전부터 원래 가진 면역세포로 항원 기억 작용도 가지고 있다.

바이러스에 처음 감염되면 우리 몸의 면역 시스템은 2단계로 반격을 개시한다. 제1단계 주역은 NK세포다. NK세포는 바이러스에 감염된 세포를 찾아내 제거한다. 한편 바이러스에 감염된 세포에서는 인터페론을 분비해 주변의 정상 세포에 바이러스의 침입을 알린다. 소식을 들은 주변의 정상 세포는 바이러스의 침투에 대비해 RNA 분해 효소를 활성화한다. 이 효소는 침투한 바이러스가 번식을 위해 내뿜는 RNA를 분해하여 바이러스 번식을 차단할 준비를 완벽하게 한다.

이 제1단계 방어 작용이 진행되고 있을 때, 제2단계의 방어 작용을 준비한다. 2단계의 주역은 B림프구 세포다. B세포는 침입한 항원에만 꼭 맞는 항체를 대량으로 생산하는 일을 한다. 항체는 면역 글로블린이라는 단백질로 만들어진다. 특정 항원에만 선택적으로 작용하는 특이적 면역작용이 특징인 T림프구와 B림프구는 육지 생활을 시작한 이후에 만들어진 면역세포로, 항원이 침입한 후에 항원을 잡아먹은 대식세포나 수지상세포의 항원 조각 제시를 통해 도움 T세포에 전달된 후, 도움 T세포의 지시에 따라 활성화되는 면역세포다. B림프구는 맞춤형으로 만들어지기 때문에 오직 특정 바이러스에 대해서만 작용한다. 그래서 이미 세포 속으로 침투해버린 감염 세포에는 항체가 작용하지 않는다. 이때는 킬러 T세포가 작용해 감염 세포를 통째로 분해해 제거한다.

B림프구 세포에 의한 항체와 킬러 T세포에 의한 제2단계 면역을 특이적 면역이라 한다. 이를 획득면역 혹은 후천면역이라고도 한다. 이 특이적 면역의 특징은 이물질인 항원이 몸에 침입한 이후에 활성화되기 때문에 세력이 확보될 때까지 시간이 5~7일이 걸린다는 단점이 있다.

비특이적 면역은 종류를 가리지 않고 어떤 종류의 바이러스에 대해서도 대응이 가능한 전천후 면역이다. 이에 반해 특이적 면역은 여러 종류의 바이러스 각각에 대해 맞춤형으로 작용하는 강력한 면역인데, 세포증식에 시간이 걸리는 문제가 있다. 1차로 작용하는 비특이적 면역이 2차로 이루어지는 특이적 면역의 효과를 좌우하는 중요한 역할을 하는 밀접한 관계가 있다. 비특이적 면역과 특이적 면역세포 모두 면역 기억 작용이 있어 이후에 같은 바이러스가 다시 침입하면 신속하게 대응한다.

3. 에너지 시스템

1) 에너지 시스템의 개념과 역할

에너지 시스템은 에너지를 소비하고 저장하는 시스템이다. 신체의 모든 활동은 에너지 시스템에 의존하고 있다. 또 모든 질환도 이 에너지 시스템과 관련이 있다. 에너지의 과잉 소비나 과잉 저장으로 신체활동이 장애를 일으키면 여러 질환이 발생한다.

인체는 호흡과 음식 섭취를 통해 에너지를 얻는다. 그래서 식생활과 호흡이 중요하다. 상호 균형과 전체적인 조화를 유지하면서 생명 유지 활동을 지원하는 것이 에너지 시스템이다.

우리 몸의 유전자나 세포는 에너지가 없으면 스스로 활동할 수 없다. 에너지를 만드는 에너지 시스템은 식생활과 호흡을 통해 움직인다. 영양소나 산소가 부족하면 에너지 생산이 원활하게 이뤄지지 못해 저체온이 되면 질환에 취약해진다.

2) 물질대사와 효소

물질대사는 효소가 작용한 화학반응을 말한다. 영양물질의 변화와 함께 에너지가 사용된다. 물질대사의 바탕이 되는 화학반응은, 반응 전과 반응 후의 물질의 성질이 완전히 바뀌는 작용이다. 반응 후의 새로운 물질을 '생성물' 이라고 한다. 실험실의 화학반응은 높은 온도와 압력이 있어야 일어나지만, 우리 몸속에서 일어나는 화학반응은 효소의 도움으로 체온 수준에서 반응이 잘 일어난다.

효소는 높은 온도에서 일어날 화학반응을 체온 수준의 낮은 온도에서 쉽게 일어나도록 촉진하는 역할을 한다. 화학반응에서 효소가 작용해 몸에서 일어나는 화학반응을 '물질대사' 라고 하는데, 물질대사에는 이화작용과 동화작용이 있다. 효소가 작용하는 화학반응 중에서 분자의 크기가 큰 물질로 만드는 합성 반응을 '동화작용' 이라 하고, 이때 화학 에너지가 저장된다(흡열작용). 효소가 작용하는 화학반응 중에서 분자가 큰 물질을 작은 분자로 잘게 쪼개는 분해 반응을 '이화작용' 이라고 한다. 이화작용으로 분해되어 에너지를 저장할 공간이 사라져 에너지가 튀어나오게 된다(발열반응).

식물이 무기물을 유기물로 변화시키는 작용을 '광합성' 이라고 한다. 무기물을 몸에서 사용할 수 있는 유기물로 만드는 일은 오직 식물만이 할 수 있다. 광합성에 의해서 유기물로 바뀐 영양소만이 우리 몸에서 물질대사에 이용될 수 있다. 광합성작용은 빛 에너지에 의해 일어난다. 빛 에너지로 광합성작용에 따라 저장된 에너지를 '화학 에너지' 라고 한다. 우리 몸의 물질대사는 이 태양 빛에 의해 식물이 만든 화학 에너지를 뽑아내 생명 활동에 이용하는 것이다.

세포 호흡은 소장에서 탄수화물, 지질, 단백질을 포도당, 지방산, 글리세롤, 아미노산으로 분해하여 흡수한 유기물을 세포 내에서 다시 이산화탄소와 물로 분해하여 에너지를 얻는 과정으로, 주로 포도당을 사용한다. 세포 호흡은 주로 미토콘드리아에서 일어나며 생성된 에너지의 약 40%는 ATP에 저장되고, 나머지 약 60% 는 열로 방출되어 소실된다. 우리 몸의 에너지 효율이 40%라는 뜻이다. 자동차 내연기관보다 3배쯤 에너지 효율이 높다. ATP는 미토콘드리아에서 생성된 에너지를 필요할 때 쓰도록 하는 에너지 저장 물질을 말한다. 우리 몸이 하루에 생산하는 ATP의 양은 무려 60kg에 이른다.

생리 기능은 효소가 관여하여 몸속에서 일어나는 물질대사다. 물질대사가 원활하지 않아 에너지가 부족하면 생리 기능이 정상적으로 이뤄지지 못하는데, 이 신호가 바로 피로다. 화학반응의 촉매는 단백질이고, 단백질을 만들지 못하면 효소를 만들 수 없고, 효소를 만들 수 없으면 물질대사를 할 수 없다.

단백질의 원료는 아미노산으로 단백질 소화는 위에서 위산과 펩신에 의해 이뤄지기 때문에 위액의 분비 작용이 중요하며, 분비 작용은 부교감신경이 주도하기 때문에 위액의 분비를 위해서는 자율신경의 조화가 중요하다. 몸의 물질대사를 원활히 하기 위해서 가장 바탕이 되는 효소의 원료인 단백질을 공급하기 위해 위 건강이 중요하다. 체력저하, 비만, 뱃살, 만성피로, 소화력 저하, 면역력 저하, 노화, 요절 등은 체내 효소의 고갈이 원인이다. 이를 뒤집어 말하면, 젊음과 건강은 효소를 충분히 비축하고 있다는 뜻이다. 그래서 효소가 거의 없는 가공식품보다 신선한 식재료로 만든 음식을 충분히 섭취하는 일이 중요하다.

05. 항상성이 무너지면 나타나는 증상들

스트레스 이론을 창시한 뇌과학자 한스 셀리는 우리 신체와 뇌가 스트레스에 공통된 반응을 나타낸다는 사실을 밝혀 이를 '적응 증후군'이라고 했다. 스트레스의 종류와 상관없이 뇌와 신체에 같은 자극이 가해지면 같은 현상이 나타난다는 것이다. 그 가운데 세 가지 현상이 두드러졌다.

첫째, 위궤양이 생긴다. 실험에서 스트레스를 받은 동물들은 죽기 전에 스트레스 물질을 주사했더니 심각한 위궤양 증상을 앓았다. 스트레스를 받으면 교감신경 우위 상태가 되어 소화 기능이 위축되어 위산 분비가 원활하지 못하게 된다. 위산 부족으로 소화 불량이 장기화하면 위궤양으로 악화한다. 스트레스는 가장 먼저 소화 기능을 떨어뜨린다.

둘째, 면역기능이 떨어진다. 스트레스를 받으면 부교감신경이 위축되어 면역세포가 생성되는 흉선, 장상피, 림프샘에 위축되어 면역력이 떨어진다. 그러면 세포 청소, 복원, 재생 작용이 원활하지 못해 만성질환의 원인이 된다.

셋째, 부신 피질이 비대해져 스트레스 호르몬인 코티솔과 아드레날린이 계속 분비되어 부신 피로가 나타난다. 스트레스 호르몬의 분비는 세로토닌 신경을 억제하여 세로토닌 분비 부족으로 우울해지면서 기분이 가라앉는다. 스트레스를 받으면 교감신경이 흥분되어 자율신경의 균형이 무너지면서, 부교감신경의 지배를 받는 소화 기능이 약화하여 소화불량으로 위장질환을 앓게 되고, 영양의 공급 부족으로 피로를 느끼게 된다. 또 부교감신경의 지배를 받는 면역기능도 약화하여 질환의 위험에 노출되기 쉽다. 자율신경의 균형이 깨지면 호르몬의 균형도 무너져 신진대사가 원활하지 못해 여러 가지 건강 문제를 일으킨다.

1. 자율신경실조증

자율신경은 생체 시계에 의해 조절된다. 자율신경계는 내분비계 호르몬 분비와 더불어 혈액 순환, 호흡, 소화, 배설, 비뇨기 및 생식기관, 체온 조절, 동공 조절 같은 여러 활동을 조절하여 항상성을 유지하도록 한다.

교감신경은 싸움―도주 반응에 작용한다. 즉, 싸움이나 위기 상황, 정신적인 스트레스 등 신체적인 위험에 우리 몸이 대응하도록 최상의 몸 상태를 만드는 것이다. 뇌로는 싸울 것인지 도망갈 것인지를 판단한 후 근육을 움직여 행동을 개시한다.

이때 우리 몸은 뇌와 근육으로 영양분과 혈류를 집중적으로 보낸다. 생명을 지키기 위해 뇌와 근육에 대사 활동이 집중되는 것이다. 심장 박동과 혈류는 증가하고 혈관은 산소와 혈액을 온몸의 근육으로 빠르게 보낸다. 당 신생작용을 통해 당을 만들어 상황 판단을 해야 하는 뇌와 도망가야 하는 근육으로 보낸다.

이때 사용되는 에너지는 해당 에너지 시스템을 통해 신속하게 공급된다. 기관지는 확장되어 산소를 인체 내에 더 많이 공급하며, 많은 에너지를 얻기 위해 대사가 촉진된다.

이때 도망가는 데 필요 없는 소화 작용, 배변, 배뇨 등의 모든 작용은 억제된다. 이런 긴장 상태는 도망이라는 행동 과정을 통해 짧은 시간에 신속하게 마무리되어야 하는데, 계속 뇌로 판단만 하고 행동을 하지 못해 장시간 긴장이 계속되면 교감신경이 과잉 항진되어 균형이 깨진다.

교감신경과 부교감신경으로 구성되는 자율신경계가 심한 스트레스 등으로 인하여 조절이 제대로 이루어지지 않는 증상이 자율신경실조증이다. 교감신경이 과잉 항진되면 아드레날린이 과잉 분비되고 백혈구 중에서 과립구가 증가하여 활성산소를 대량으로 방출하여 세포를 산화하고 조직을 파괴한다. 이것이 만병의 시작이다.

자율신경실조증을 치료하는 방법은 장의 기능을 정상화하는 것이다. 소화기관은 내 의지와 상관없이 생체 시계의 리듬에 따라 조절되므로 스트레스를 덜 받도록 해야 하고 장을 건강하게 해야 한다.

장의 소화 흡수력을 높이고 장을 튼튼하게 하려면 우선 위의 소화력을 높여야 한다. 위의 소화력을 높이려면 긴장을 풀고 마음의 여유를 갖는 가운데 부교감신경을 활성화해야 한다. 또 음식을 통해 장의 에너지원인 글루탐산을 충분히 공급하고, 장내유익균의 성장을 위해 수용성 섬유질을 공급해 장내 환경을 개선해야 한다. 칼슘과 마그네슘, 비타민D, 비타민C도 보충하는 것이 도움이 된다. 자율신경실조증을 치료하는 핵심은 장내 환경을 개선하여 장내 만성 염증을 없애는 것이다.

2. 설탕 중독과 저혈당증

1) 설탕 중독

설탕 중독이 심각하다. 가공식품 시대의 부작용이다. 우리는 가공식품에 포함된 설탕과 과자, 빵 등을 통해 매년 65kg쯤의 설탕을 먹는다. **흰 쌀밥과 밀가루 국수도 몸에서 소화되면 설탕 역할을 한다.** 우리의 주식인 쌀밥, 국수와 빵을 먹으면 기분이 좋아진다. 뇌에서 **도파민**을 분비하기 때문이다. 도파민은 중독성이 강한 호르몬이다. 그래서 설탕 중독이 되면 밥이나 빵을 끊을 수 없게 된다.

'매일 먹는 밥에 중독이라니, 이게 웬 말인가' 할 것이다. 이 중독에서 헤어나오지 못한 결과가 바로 대사증후군과 고혈압, 당뇨, 동맥경화, 뇌경색, 심근경색, 치매, 암으로 진행되는 만성퇴행성질환이다.

'밥심으로 산다' 고 우기는 시대는 끝났다. 장수 시대의 가장 큰 골칫거리가 바로 만성퇴행성질환이다. 기대 수명은 늘어나는데 건강 수명은 늘어나지 않는 원인이 바로 만성퇴행성질환이고, 이 질환의 뿌리가 바로 밥, 국수, 빵 등 당질 위주의 식생활이다. 당질 위주 식생활의 틈새를 비집고 들어온 도둑이 바로 전분 중독, 설탕 중독이다. 가공식품이 이 도둑에게 날개를 달아준 격이다.

농업혁명과 가공식품이 범람하기 전까지의 우리 식생활은 전분과 설탕이 넘쳐나지 않았다. 우리 유전자가 36억 년 동안 적응해 오면서도 처음 겪는 쓰나미 현상이 바로 설탕 중독이다. 설탕 중독의 결과로 나타나는 첫 번째 과정이 저혈당증이다. 저혈당증을 지나면서 당뇨, 동맥경화, 신경계질환 등으로 진행된다. 설탕 중독은 영양소 균형이 깨진 식생활이 원인이 되어 나타나는 식이 스트레스가 원인이다. 만성피로에 시달리게 되면 대개 카페인과 설탕 음료를 찾는다. 만성피로는 카페인과 설탕을 부르고, 에너지 도둑인 설탕과 카페인은 만성피로를 부르는 악순환의 고리에 빠지는 것이다.

에너지가 부족해지면 뇌는 스트레스를 받아 비상사태에 들어가면서 코티솔을 분비하여 포도당을 공급한다. 이때 우리는 단 음료를 찾게 된다. 일시적으로 기분이 좋아지지만, 당분이 고갈되면 졸음이 오고 다시 피로를 느낀다. 그래서 피로를 느끼지 못하게 하는 카페인이 든 커피를 마시게 된다.

커피를 마시면 집중이 잘 되는 이유가 있다. 아데노신이라는 피로물질 수용체에 카페인이 새치기로 달라붙어서 피로를 못 느끼게 만들어버리기 때문에 나타나는 현상이다. 피로를 억지로 저축하는 셈이다. 그래서 카페인 작용이 끝나면 피로가 배가된다.

설탕 중독의 또 다른 유형을 알아보자. 식이 스트레스 및 정신적 스트레스를 받으면 코티솔과 아드레날린이라는 스트레스 조절 호르몬이 분비되면서 분비기관인 부신이 과로에 지친다. 설탕이나 정제된 전분을 먹으면 인슐린 폭탄으로 혈당이 롤러코스트를 타듯 오르락내리락하면서 부신이 더 과로하게 된다. 이런 상태가 지속하면 부신이 지쳐서 신속하게 힘을 내기 위해 설탕을 찾게 된다.

2) 저혈당증

가공 당질 위주의 식사가 부르는 위험이 저혈당증이다. 설탕 중독과 저혈당증은 한몸이나 마찬가지다. 식후 일정 시간이 지나면 몸속에 포도당이 부족해져 어지럽고 손발이 떨리는 증상이 나타난다. 설탕(전분) 과잉 섭취로 부신이 지쳤을 때 나타나는 증상이 저혈당증이다. 심하면 쇼크사할 수도 있다.

저혈당 증상은 혈당이 70~50mg/dl 아래로 떨어질 때 나타난다. 혈당이 떨어져도 저혈당 증상이 나타나지 않을 수도 있다. 혈당이 급격히 떨어진 후에도 혈액에 인슐린이 남아 있을 때 저혈당 증상이 나타난다. 저혈당증의 주범은 흰 밀가루 음식, 빵, 국수, 케이크, 과자, 라면, 아이스크림, 주스, 흰설탕이 든 음식 등이다. 당지수가 높은 가공 전분이나 설탕이 많이 든 빵 등을 먹었을 때 혈당이 급속하게 올라가면 이를 해소하기 위해 인슐린이 대량으로 분비되는데 그 결과 혈액의 혈당을 너무 낮춰버려 나타나는 증상이 저혈당 증상이다.

인슐린이 혈액 속에 남아 있으면서 포도당 농도가 너무 낮아지면 뇌와 적혈구가 에너지 부족 상태에 빠져 산소와 영양소 공급이 원활하지 못해 어지럼증 등이 나타난다. 포도당이 부족해지면 당신생작용을 통해 부족한 포도당을 몸이 알아서 만드는 비상 시스템이 작동해야 하는데, 이 시스템의 작동을 막는 것이 인슐린이다. 저혈당이 되어도 인슐린이 혈액에 남아 있지 않으면 저혈당 쇼크의 위험은 없다.

설탕, 가공된 곡식, 시럽, 주스 등 당질 위주의 식사를 하게 되면 혈당이 급격히 올랐다 빠르게 내려가 반동성 저혈당 증상이 나타난다. 그러면 다시 혈당을 공급하기 위해 코티솔을 분비해야 하므로 부신이 과로하게 된다. 저혈당증은 당뇨를 비롯해 조현병 등으로 가는 출입문이다.

저혈당증은 당뇨와 마찬가지로 약으로는 치료가 안 된다. 채소 위주의 식단으로 바꾸고 미네랄, 비타민, 섬유질의 섭취를 늘려야 한다.

3. 골다공증과 부신피로증후군

1) 골다공증

가공식품이 넘쳐나고 공해와 미세먼지 등 생활환경이 악화하는 가운데 백세시대가 되면서 골다공증은 급증 추세에 있다. 골다공증의 원인으로는 칼슘 흡수 장애, 비타민D 결핍, 폐경, 항응고제, 항경련제, 갑상선호르몬, 부신피질호르몬, 이뇨제 등의 약물 장기 복용, 운동 부족 등이 있다.

뼈는 유기질인 콜라겐, 무기질인 칼슘과 인 등의 미네랄로 구성되어 있는데, 단백질과 칼슘, 인 등이 줄어들어 뼈가 약해지는 증상이 골다공증이다. 보통 40대 이후가 되면서 뼈마디가 저리고 쑤시는 통증이 있고, 등이 뻐근하며 요통도 나타날 뿐 아니라 마음이 불안해지는 증상을 나타내는 칼슘 결핍증의 일종이다. 육류나 설탕 등이 많이 든 가공식품의 과다 섭취로 몸이 산성화되면 이를 해결하기 위해 칼슘이 다량 소모된다. 혈액 산성화를 방지하는 5분 대기조가 바로 칼슘이다.

산성화된 혈액을 중화시키기 위해 음식을 통해 공급되는 칼슘을 쓰고 모자라면 뼛속의 칼슘을 뽑아 쓰게 된다. 그 결과로 골 밀도가 약해지는 것이다. 특히 설탕과 인산이 든 콜라 같은 청량음료를 많이 마시면, 이를 중화시키기 위해 칼슘의 소모가 늘어난다. 뼈 밀도 감소는 특히 등뼈 부분의 칼슘이 분해되어 스펀지처럼 엉성하게 된다. 그러면 근육통을 호소하기도 하고, 등이 굽거나 키가 줄어들기도 한다. 심한 경우 척추가 골절된다. 고령이나 폐경기 이후 여성에게 발생 비율이 높다.

부족한 칼슘을 보충하려면 시금치나물을 자주 먹는 것이 좋다. 칼슘이 제대로 흡수되려면 칼슘과 마그네슘 비율이 2:1이 되어야 하며, 칼슘과 인의 비율도 2:1이 되어야 한다. 흡수된 칼슘을 뼈에 부착시키려면 비타민D도 필요하다. 비타민D는 오전 10시부터 오후 2시 사이에 약 15~20분 정도 햇볕을 쬐면 생성된다. 칼슘은 무기물 상태로는 흡수가 되지 않으므로 채소나 생선을 통해 이온화된 칼슘을 섭취해야 한다. 칼슘의 하루 필요량은 500mg쯤이며, 비타민D는 800~1,000IU가 필요하다.

2) 부신피로증후군

좌우의 신장 위에 밀착된 내분비 기관인 부신은 만성피로 해결사다. 부신피로증후군은 계속된 스트레스로 인해 피로해진 부신의 기능이 저하된 현상이다. 부신 피로로 나타나는 주요 증상은 세 가지다.

첫째, 스트레스에 대한 적응력이 떨어져 정상적인 일상생활을 하기가 어렵다.

둘째, 면역 기능이 떨어져 알레르기질환이나 암 발생을 막기가 어렵다.

셋째, 지방을 에너지원으로 사용하지 못하므로 콜레스테롤 수치가 높고 피로하며 살이 찐다. 영양이 불균형한 당질 위주의 식사는 한순간 혈당을 올려서 에너지를 만들지만, 나머지 영양소는 저장된다. 이런 상태가 지속하면 비만이 된다. 이런 경우에는 운동해도 살이 빠지지 않는다.

부신 피로 환자는 대개 갑상선과 위장의 기능 저하를 동시에 겪는다. 갑상선 기능이 저하되면 콜레스테롤 수치가 증가한다. 새벽 1시에서 3시 사이에 잠을 깬다면 당뇨나 부신 기능 이상일 가능성이 크다.

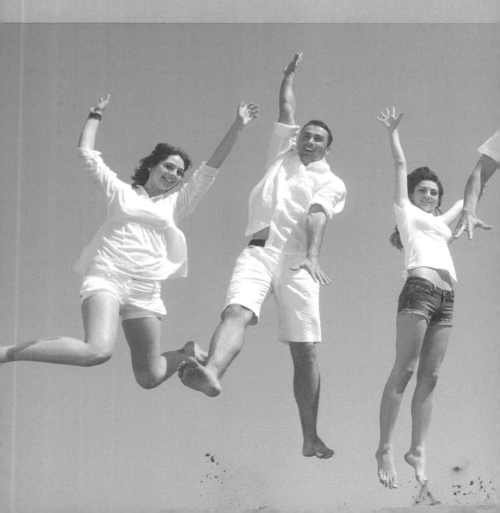

제4장

장 건강에 관하여

세로토닌은 우울증이나 불안증세를 해소하여 행복하고 여유로운 마음을 갖게 한다. 중독성이 없다. 도파민은 스포츠나 등산 같은 운동 후에 이를 보상하는 작용으로 분비되어 기분을 상승시킨다. 운동중독 현상은 이 도파민의 중독성 때문이다. 중요한 사실은 이 행복 호르몬인 세로토닌과 도파민 대부분이 장에서 만들어진다는 사실이다.

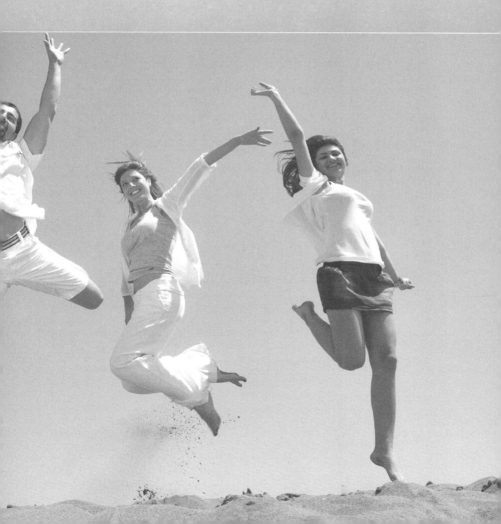

01. 소장의 역할은 무엇인가?

1. 소화관과 소장

화학식품첨가물과 소화관에서 소화되지 못한 음식은 독이다. 소화관은 입에서 항문까지의 몸속에 있는 외부를 말한다. 9m 안팎에 이르는 소화관은 위에서 장까지 점액을 분비하고, 체내에 있으면서 외부와 연결되어 섭취한 음식이 통과하는 통로 역할을 한다.

입에서는 주로 들어온 음식을 씹는 작용을 통해 물리적 소화 작용을 하고, 위의 강한 위산은 주로 단백질을 소화하고 세균 등의 침입을 막는다. 7m 안팎의 소장은 소화관 중에서 가장 길이가 길고 중요하다. 영양소를 흡수하는 소장 점막의 면적은 피부 전체 면적의 200배 이상으로, 테니스코트만 하다.

이 가운데 소장의 맨 윗부분 20cm가량을 손가락 12개쯤의 길이라고 해서 '십이지장'이라고 한다. 췌액, 담즙, 장액이 십이지장으로 분비되어 소화를 돕는다. 위액의 강한 산성이 소장에서 소화액에 의해 약알칼리로 중화된다.

십이지장 바로 아랫부분인 공장은 촘촘한 융모로 구성되어 있어 주로 소화를 통해 영양소를 흡수한다. 소장에서는 대사과정에 사용할 수 있는 물질만을 골라 받아들인다. 소장의 점막세포는 융모를 통해 들어오는 영양소를 선택적으로 흡수하고 유해물질은 들어 오지 못하게 막는 방어벽 역할도 동시에 수행한다.

영양소라도 아무 데나 들어갈 수 없고, 들어가는 통로가 정해져 있다는 뜻이다. 그러므로 영양소가 풍부한 식품을 충분히 먹더라도 소장의 건강상태가 나쁘면 그 영양분을 제대로 흡수할 수 없을 뿐만 아니라 흡수되지 않아야 할 독소까지 흡수되는 부작용이 생긴다.

공장은 소장의 약 2/5를 차지한다. 공장 아래의 3/5부분이 회장으로 면역기능을 주로 담당하는 '파이어 판(Peyer's patch)'이 있는데, 장의 면역조직에서 핵심 역할을 한다. 파이어 판은 융모 사이에 림프절이 모여 있는 곳이다. 파이어 판의 바깥쪽에 있는 세포가 M세포로, 병원균을 빨아들여 생포하는 기능을 한다.

콜레라균 등에 감염되었을 때 순식간에 그 수가 증가해 병원균을 퇴치한다. M세포가 장벽에서 병원균을 빨아들이면, 이를 감지한 T림프구, B림프구, 항원 제시 세포 등이 병원미생물을 공격하기 위해 항체인 면역 글로블린A(IgA)를 만들어낸다. 소장에서 만들어지는 면역 글로블린은 우리 몸 전체에서 만들어지는 항체의 70% 이상을 차지한다.

소장에서 주로 활동하는 소장내유익균은 비피더스균, 유박테리움, 연쇄상구균 등이 있다. 올리고당은 소장 비피더스균의 먹이가 된다. 소장유익균은 면역세포를 활성화한다. 면역세포의 70% 이상은 소장의 파이어 판에 있다.

장내미생물 대부분은 대장에서 살고 있다. 우리의 소화기관은 이들 장내유익균의 먹이가 되는 올리고당과 섬유질을 양보해 공존한다. 대장의 유익균에 의해 수용성 섬유질이 발효되어 단쇄지방산이 만들어진다.

2. 대장과 단쇄지방산

소장을 지나면 1.5m쯤의 대장이 있다. 대장은 맹장, 결장, 직장으로 구성되어 있다. 맹장은 유익균의 저장소 역할을 한다. 대장의 상부에서 수분과 전해질이 흡수되고, 하부에서 형태를 갖추도록 변이된다. 대장의 환경을 약산성으로 만들어 장내 환경을 좋게 하는 단쇄지방산이 대장의 건강을 좌우한다. 그래서 섬유질의 충분한 섭취가 중요하다.

섬유질이 부족한 상태의 장내 환경에서는 흡수되지 못한 당질, 단백질, 지방이 장내 유해균의 먹이가 되어 독소를 만든다. 몸에 필요한 영양소가 흡수되지 못하면 독소로 돌변하여 장내 환경이 악화한다. 우리가 섭취하는 섬유질이 중요한 이유가 바로 여기에 있다. 장내의 영양소 흡수 면적은 우리 피부의 200배 면적으로 매우 광범위한 지역에서 영양소를 흡수한다. 이 광범위한 면적에서 이물질의 침입을 방어하는 역할을 하는 세포가 면역세포다. 면역세포의 70% 이상이 소장에 진을 치는 이유다.

02. 장내미생물이 왜 중요한가?

장의 역할은 크게 보면 영양소의 흡수와 독소의 방어 작용이다. 이때 반드시 장내미생물의 도움이 필요하다. 소화되지 못한 당질, 단백질, 지방은 장내 환경에 따라 독소로 작용할 수도 있고, 장 밖으로 배출될 수도 있다. 이를 결정하는 것이 섬유질이다.

섬유질이 부족한 상태의 장내 환경에서는 흡수되지 못한 당질, 단백질, 지방이 장내유해균의 먹이가 되어 독소를 만든다. 몸에 필요한 영양소가 흡수되지 못하면 독소로 돌변하는 것이다. 반면에 과식으로 소화되지 못한 당질, 단백질, 지방질이라도 섬유질이 풍부하면 독소로 변하기 전에 대변으로 배출된다.

모유의 성분 중에 올리고당이 세 번째로 많은 이유도 장내미생물에 먹이를 공급하기 위한 것이다. 신생아 때부터 장내에 유익한 미생물이 자랄 수 있도록 장내 환경의 도움이 필요하기 때문이다. 장내미생물은 사람과 상부상조하면서 공존한다.

1. 장내미생물의 역할

많게는 1,000종에 이르는 장내미생물은 우리 몸의 세포 수(100조 개)보다 10배쯤 많다. 장내미생물은 소장에 몰려 있는 면역세포에 장내 정보를 제공하여 면역력을 활성화한다.

위장 운동과 소화 촉진, 비타민 생성, 무기질 흡수, 항산화제 흡수 촉진, 독소의 활성화와 제거 등의 기능을 가진 장내미생물은 식품에 함유된 리그난과 이소플라본을 생리활성물질로 전환하여 심장질환, 골다공증과 일부 암을 예방하는 역할을 한다.

장내에 사는 미생물의 종류가 다양할수록 신체가 건강하다는 연구가 있다. 장내미생물의 종류가 감소하면 장 누수와 같은 염증성 장 질환, 비만, 암, 우울증, 자폐증 등의 만성질환을 유발한다. 항생제 등의 약물과 가공식품의 식품첨가물 등의 영향으로 인한 장내 미생물의 다양성 감소가 유행병 수준으로 증가하는 자가면역질환의 원인이 되고 있다.

장내 미생물이 건강하려면 어떻게 해야 할까? 장내미생물은 우리가 어떤 음식을 섭취하느냐에 따라 크게 영향을 받는다. 장내미생물의 분포는 유익균 20%, 회색균 60%, 유해균 20%인데, 올리고당이나 수용성섬유질을 공급하면 회색균도 유익균 역할을 하게 되어 유익균의 분포가 80%가 된다. 장내미생물은 대부분 대장에서 서식한다. 이런 미생물의 분포가 만들어지면 장이 편안해지고 부교감신경이 활성화되어 면역세포의 활동도 활발해 면역력이 높아진다.

이와는 반대로 섬유질이 부족한 가공식품이나 커피, 항생제 등의 화학 약물을 복용하면 회색균도 유해균 역할을 하게 되어 장내 유해균의 분포가 80%가 된다. 이렇게 되면 장이 스트레스를 받아 교감신경이 흥분되고 면역세포의 분비 기능이 억제되어 면역력이 떨어지고 장내 환경이 악화하여 장 누수까지 일으킬 수 있다.

과민성대장증후군 환자는 섬유질 섭취에 주의해야 한다. 과민성대장증후군은 대장에 있어야 할 장내미생물이 소장의 기능 약화로 소장에 서식하면서 발생하는 증상으로, 소장의 연동운동이 약해 섬유질이 소장에 오래 머물면서 발생하는 경우가 많다. 이때 수용성섬유질을 너무 많이 섭취하면 소장에서 발효되어 속이 부글거리는 증상이 심해지고 소장 내 미생물의 증가로 수소가스가 발생해 설사를 일으킨다.

장내 유익한 미생물을 활성화하여 건강을 지키려면 **수용성 섬유질과 항산화제,** 미네랄·비타민이 풍부한 우엉, 양파, 브로콜리, 푸른잎채소 등의 **채소류,** 미역, 다시마, 김 등 **해조류,** 송이버섯, 표고버섯, 팽이버섯 등의 **버섯류**를 매일 섭취하는 식습관이 중요하다.

2. 면역세포의 70%가 장에 몰려 있는 이유

몸의 외부에서 들어온 음식물이 소화 분해되어 내부로 들어가는 관문이 소장이다. 이 소장에 면역세포가 몰려 있다. 음식물과 접촉되는 장 상피세포는 리소좀, 프로테아제, 보체, 상재유익균을 보유하여 이물질이나 세균, 바이러스를 철통같이 방어한다. 융털 구조로 이뤄진 장 상피세포의 면적은 우리 몸의 외부 피부보다 200배나 넓다.

상피세포의 리소좀에서는 이물질을 가수분해효소로 분해하고, 단백질 분해효소인 프로테아제 활성을 통해 효소 작용을 하는 보체는 항원을 발견하면 항원에 구멍을 뚫어 파괴해버린다. 장은 얇은 단층 상피구조로 되어 있어 쉽게 뚫리는 취약한 구조다. 그래서 염증을 오랫동안 그냥 두면 장에 구멍이 난다. 장에 면역세포의 70%가 상주하는 이유가 바로 이물질의 몸속 유입을 방어하기 위해서다. 또 장에 상주하는 유익균은 다른 병원균이 들어오면 적으로 간주하여 여러 물질을 분비하여 물리친다.

음식물이 지나는 통로인 입에서 식도, 위, 십이지장, 소장, 대장을 거쳐 항문까지는 우리 몸의 외부에 해당한다. 위에서 소화될 때까지는 음식물이 외부에 있다가 소장을 통과하면서 흡수할 물질(영양소)과 흡수하면 안 될 물질을 구별한다.

여기서 문제를 일으키는 경우가 바로 흡수되어 영양소로 쓰여야 할 물질이 소화가 덜 되어 흡수되지 못할 때다. 흡수되지 못한 영양소는 장내유해균을 번식시키는 먹이가 되어 장내 환경을 오염시킨다. 영양물질이 독소로 돌변하는 것이다. 여기에 더해 항생제 등의 약물이나 설사도 장내 환경을 악화시킨다. 그래서 과식이나 화학식품첨가물이 많은 가공식품, 약물, 카페인 등은 장내 환경을 망가뜨린다.

장내 환경이 나빠져 유해균이 증가하여 우위를 차지하면 과립구를 증가시켜 교감신경 우위가 되어 스트레스를 받는다. 백혈구의 균형이 깨지면서 병을 부른다. 흡수해야 할 영양물질인 단백질이나 당질을 소장에서 흡수하지 못하더라도 평상시 섬유질이 풍부한 식사를 하거나 장내유익균이 잘 분포하고 있으면 문제를 일으키지 않고 대변으로 배출할 수 있다.

번식한 장내유해균이 유익균의 세력을 능가하면 유해균이 내뿜는 독소에 의하여 염증이 생기면서 장내 환경이 나빠져 장 누수가 발생해 이물질이나 독소가 몸의 내부로 흡수되는 나쁜 상황이 벌어진다. 면역세포의 70%가 진을 치고 있는 장의 방어망이 무너져 내리는 것이다. 그만큼 장내 환경이 중요하다. 만병의 근원은 장에 있으니, 건강의 해답도 장에 있다.

tip [알아두면 유익한 건강정보]

"장내 미생물이 행복 호르몬을 만든다!"

식물이 땅에 뿌리를 내려 영양소를 흡수하듯 사람의 장도 소화된 음식을 통해 각종 영양소를 흡수한다. 그런데 영양소를 흡수할 때 같이 흡수되기 쉬운 것이 독소다. 인체 각 기능의 조절 사령탑 역할을 하는 뇌와 별개로 자체적으로 기능하고 생각할 수 있는 장기가 바로 장이다. 장은 긴급한 상황이 발생하면 자체적으로 문제를 해결한다. 상한 음식을 먹으면 설사를 통해 신속하게 쏟아내는 일이 대표적인 경우다. 이런 경우 약국에서 지사제를 사 먹고 설사를 멈추게 한다. 장이 몸에 해롭다고 판단해 신속하게 내보내려 하는데 굳이 못 나가게 지사제로 붙잡는 셈이다. 내보내지 못한 것은 몸에 독소로 저장된다. 약으로 독을 저장해 만성질환의 터전을 만드는 일이다.

장에는 두뇌만큼 많은 신경세포가 분포해 있다. 장의 신경세포는 두뇌처럼 신경전달물질을 생성해 두뇌와 서로 정보를 교환하며 상호작용을 한다. 장이 만들어내는 대표적인 신경전달물질이 세로토닌이다. 행복 호르몬으로 불리는 이 세로토닌이 넘치면 즐겁고 행복하며 상쾌한 기분이 들고, 모자라면 우울증과 불안증이 나타나고 슬픔에 빠진다. 이 세로토닌은 장의 신경세포가 95% 정도를 만든다. 이 세로토닌 생성에 지대한 영향을 미치는 것이 장내 미생물이다.

해로운 미생물을 번식시키기는 식생활을 계속하면 장 활동이 나빠지고 감정도 불안정해지는 이유가 세로토닌 생성이 부족해지기 때문이다. 장이 건강해야 뇌도 건강해진다. 장과 뇌는 직결되어 있다. 장뇌 연관 조직에 의해 직접 영향을 받는다. 섬유질이 부족한 식생활로 장내미생물 환경이 나빠지면 기분도 우울해지는 일이 생기는 이유다. 뇌경색이 생긴 초기에 장을 청소해주면 도움이 된다는 견해도 있다.

03. 장 누수란 무엇인가?

1. 장 누수의 개념과 증상

장 누수는 장 점막 세포의 미세 융모와 세포 사이의 치밀한 결합 조직이 염증에 의해 구멍이 생겨서 독소나 세균, 바이러스, 소화가 덜 된 음식 등 들어오지 말아야 할 이물질이 혈액으로 흘러들어오는 현상을 말한다. 이때 흘러들어온 이물질이 외독소로, 질병의 원인이 된다. 장벽을 자극하는 알코올, 카페인, 화학 식품첨가물, 살충제, 방부제, 항생제, 단순 당, 기생충에 오염된 음식 등의 외독소에 스트레스까지 겹치면 혈류가 원활하지 못하게 되면서 활성산소의 공격으로 염증을 일으켜 장 누수가 발생한다.

장 상피세포에 염증이 생기면 장 점막의 미세 융모가 손상되어 영양소 흡수 기능이 떨어진다. 그러면 몸에 필요한 포도당, 아미노산, 지방산, 미네랄, 비타민 등의 흡수량이 줄어든다. 장 누수가 생기면 외독소의 체내 침투 방어 기능에 심각한 문제가 생긴다. 그러면 혈액이 탁해지고, 간의 해독 능력에 과부하가 걸릴 뿐 아니라 악취가 심한 변을 보게 된다.

장 누수를 단순한 염증 정도로 가볍게 여기면 큰코다친다. 장 누수로 염증이 생기면 교감신경이 항진되어 과립구의 증가로 활성산소가 대량 방출되어 소장 점막을 파괴한다. 또 교감신경이 항진되면 점액이 제대로 분비되지 못해 장벽이 유해균이나 바이러스의 공격에 취약하게 되어 쉽게 염증이 생기는 악순환에 빠진다.

활성산소나 유해균 등의 이물질에 의해 소장 점막이 파괴되면서 부교감신경의 지배를 받는 림프구는 기능이 마비 상태에 빠진다. 그러면 과립구로 처리할 수 없는 바이러스나 미세한 이물질의 침입에 속수무책으로 당할 수밖에 없다.

특히 B세포가 바이러스를 잡는 데 필요한 항체를 분비하지 못하게 되어 소장의 면역력에 구멍이 난다. 우리 몸의 면역기능의 70%를 담당하는 본부 진지가 무너지는 것이다. 또 우리의 기분을 좌우하는 행복 호르몬인 세로토닌과 도파민이 제대로 생성되지 않아 우울증에 걸리기 쉽다. 장 누수 증상을 가진 사람이 야식으로 기름진 음식을 섭취하는 것은 매우 위험하다. 면역세포에 의해 그대로 내장지방으로 저장되기 때문이다.

2. 장 누수를 부르는 5가지 원인

1) 지나친 청결주의(위생 가설)

유아기에 지나친 위생관념으로 감염원인 미생물을 접할 기회가 줄어들고, 기생충 등에 노출될 기회가 없는 경우 면역체계의 정상적인 발달이 이뤄지지 않아 항체 생성이 부족해져 알레르기성 질환이 늘어난다.

20세기 들어 천식과 꽃가루 알레르기가 증가하는 이유가 초기 유아기의 감염성질환이 크게 줄어든 것이 원인일 수 있다. 장내 세균총이 형성되는 시기인 유아기에 충분한 균을 접촉하지 못해 장이 허약해져 쉽게 장 누수가 발생한다는 것이다. 결국, 지나친 청결이 장의 면역력을 떨어뜨린 주요 원인이라고 할 수 있다.

2) 가공식품 위주의 식생활

가공식품에는 여러 가지의 화학식품첨가물이 들어있다. 보존제, 방부제, 안정제, 유화제, 산화방지제, 아황산염, 질산염, 인공색소, 향신료, MSG, 설탕, 정제 소금 등 대부분이 몸에 해로운 물질이다. 식품회사들은 인체에 영향이 없는 범위의 양을 첨가하고 있다고 말하지만, 장기적인 영향을 연구한 적이 없을뿐더러 여러 가지 가공식품을 동시에 섭취했을 때 늘어나는 총량적 개념의 연구도 이뤄지지 않았다.

3) 항생제, 소염제, 진통제 등의 약물의 장기 복용

항생물질은 몸속의 세균을 죽이는 약물이다. 이런 약물은 장내

유익한 미생물도 죽이게 되어 장내 환경을 악화시킨다. 스테로이드제제 역시 장기 복용하면 과립구의 증가에 따른 활성산소의 증가로 인해 장에 염증을 일으키고 장내 면역력을 떨어뜨린다. 진통제는 장 점막을 약하게 만들어 장 누수의 원인이 된다. 경구 피임약, 제산제 등도 마찬가지다.

4) 활성산소의 영향

활성산소를 만드는 가장 큰 원인은 스트레스다. 스트레스 과부하 상태가 되면 활성산소는 세포를 손상하여 기능을 떨어뜨리고 염증을 일으키며 장 점막까지 손상한다. 특히 영양결핍으로 인한 식이 스트레스에 고민 같은 정신적 스트레스가 겹치면 면역력이 급격히 떨어져 걷잡을 수 없이 장 누수가 진행된다. 스트레스 외에도 활성산소가 생성되는 원인은 미세먼지, 매연, 흡연, 화학 식품첨가물, 산화 지방, 잔류 농약, 지나친 운동, 영양결핍 등 다양하다. 장 누수를 방지하려면 활성산소 발생량을 줄이는 노력이 필요하다.

5) 식이 스트레스와 불규칙한 생활

정신적·육체적 스트레스도 장내 환경을 악화시키는 원인이 된다. 걱정이 생기면 바로 입맛이 없어지고 속이 더부룩해지는 것처럼 뇌와 장은 직결되어 있다. 건강하지 못한 식습관의 결과로 나타나는 영양결핍으로 인한 식이 스트레스는 가장 원초적 스트레스로 과식, 간식, 야식, 과음과 단 음식을 불러들여 장을 엉망으로 만든다. 거기다 밤낮이 바뀐 생활을 하거나 밤에 잠을 자지 않는 생활을 하면 생체 리듬이 무너져 장에 악영향을 미칠 뿐만 아니라 비만을 부른다.

수면 시간이 부족하면 교감신경 우위 상태가 되어 에너지 소모가 늘어나 식욕을 증가시켜 과식을 부르고 활동량은 늘어나지 않으니 비만이 된다. 가공식품보다 채소, 버섯, 해조류 등 신선한 식재료를 사용한 식단을 통해 충분한 영양을 공급하면서 충분한 휴식과 수면을 하면 비만은 자연히 해결된다.

신선하고 균형 잡힌 식사를 한 다음에는 장을 비워 두는 습관을 들여야 한다. 식사가 끝나면 물 외에는 먹지 않고 장을 비워 쉬게 해야 한다.

3. 글루텐과 불용성섬유질

글루텐은 밀, 보리, 호밀, 귀리 등에 포함된 단백질로 소화 장애를 일으킨다. 원래 밀은 가을에 씨를 뿌려 겨울을 나는 작물이었다. 그런데 품종개량을 통해 봄에 씨를 뿌려 여름에 자라는 밀로 글루텐 단백질과 당질이 강화되면서 사람의 건강을 위협하게 되었다. 유난히 쫄깃한 면발을 좋아할 것 없다. 글루텐 함량이 높은 밀가루로 만든 것이다. 글루텐과 당질을 강화한 개량 밀이 건강을 위협한다.

1) 강한 중독성을 지닌 글루텐

개량 밀이 다량 함유한 글루텐은 중독성이 강한 것으로 알려졌다. 빵과 밀가루 음식을 끊지 못하는 사람은 의지력이 약해서라기보다 글루텐의 강한 중독성 때문이다. '밀가루만 끊어도 100가지 병이 낫는다'는 말이 나올 정도로 글루텐이 원인이 되어 나타나는 병이 많다.

2) 장을 교란하는 글루텐

글루텐불내증이 있으면 글루텐이 위산이나 췌장 효소로도 소화가 되지 않는다. 글루텐은 글라이딘과 글루테닌으로 이루어진 단백질이다. 문제가 되는 글루텐은 글루타민이 풍부한 글라이딘으로, 개량 밀에 많다.

이 글루텐은 크기가 커서 소화 효소로 분해되지 않아 우리 몸에서 흡수되지 못하는데, 이를 '글루텐불내증'이라 한다. 글루텐 불내증이 원인이 되어 나타나는 증상은 설사, 변비, 복통, 체중 감소, 비만, 복부팽만, 가스 등 여러 가지다. 위의 증상들은 다른 이유로도 일어날 수 있지만, 소장 융모 위축과 포진성피부염은 오직 글루텐불내증만이 유발하는 증상이다.

장 누수가 되어 글루텐이 혈액으로 흘러들면 알레르기 등 여러 문제를 일으킨다. 글루텐은 인체가 본래 가지고 있는 단백질 구조와 비슷하므로 면역세포가 이물질인 글루텐을 공격하면서 착각하여 몸 조직까지 공격하게 되는데, 이런 사태가 알레르기 같은 자가면역질환이다.

대표적 글루텐 알레르기 증상은 가려움, 저혈압, 기관지 경련, 기도폐쇄, 부종, 쇼크 등이다. 글루텐 불내증이 있으면 보리, 호밀, 귀리 같은 곡물에 들어 있는 글루텐은 피해야 한다.

3) 불용성섬유질

곡물의 불용성섬유질은 입자들이 매우 뾰족해 소장 융모를 상처 낸다. 불용성섬유질은 물을 흡수하지 않기 때문에 끝이 날카롭다. 이런 섬유질은 유리처럼 날카롭게 연한 장벽을 긁어 상처를 낸다. 장벽은 이런 악조건을 이겨내기 위해 장벽을 보호하는 점막을 두껍게 만든다. 두꺼워진 장벽은 영양소 흡수력이 떨어진다.

장 누수, 과민성 대장, 대장 경련, 게실염, 궤양성 대장염, 크론병 등은 섬유질 부족이 가장 큰 원인이지만, 불용성섬유질도 이를 더 악화시키는 요인이다. 곡물의 껍질은 주로 불용성섬유질이다. 불용성섬유질과는 달리 과일, 채소, 버섯, 해조류의 수용성섬유질은 소화와 대장 운동에 큰 도움이 된다.

과민성대장증후군

과민성대장증후군(IBS)의 특징은 소화불량과 변비가 나타나며, 이 두 가지 증상이 교대로 일어나기도 하는 만성적 불편 증상을 말한다. 세로토닌 생성의 부족이 원인으로 꼽힌다. 장의 세로토닌 시스템의 지나친 활성화는 설사 증상이 우세한 과민 증상을 나타낸다. 변비가 우세한 과민 증상은 세로토닌 시스템의 저하나 결핍으로 장이 부풀어 올라 연동운동이 원활하지 못해 변이 통과하기 어려워지며, 때때로 심각한 변비가 되기도 한다.

이런 세로토닌 시스템의 이상의 원인은 여러 가지가 있지만, 가장 큰 원인은 장내 미생물의 불균형이다. 장내 유익균의 활동에 따라 아미노산인 트립토판과 비타민B6를 원료로 세로토닌을 만들게 된다. 가공식품, 청량음료 등의 과잉 섭취로 섬유질 부족이 생긴다. 섬유질 부족으로 장내 미생물의 분포가 악화하여 유해균이 번식하게 되면 세로토닌 생성이 부족해진다.

이를 해결하는 방법은 섬유질이 풍부한 건강한 식생활과 운동이 중요하다. 활기찬 운동을 했을 때 세로토닌 분비가 활성화되었음을 알 수 있는 상태가 상쾌함을 느낄 때다. 세로토닌이 부족하면 단 음식을 찾게 되고 탄수화물 중독에 걸리기 쉽다. 상쾌함을 느끼는데도 계속 운동을 하면 피로 누적으로 오히려 역효과가 날 수 있으니 주의해야 한다. 균형과 조화가 건강을 지키는 기본이다.

04. 건강해지려면 먼저 장 건강부터

1. 장 건강이 뇌 건강을 좌우한다

세로토닌은 우울증이나 불안증세를 해소하여 행복하고 여유로운 마음을 갖게 한다. 중독성이 없다. 도파민은 스포츠나 등산 같은 운동 후에 이를 보상하는 작용으로 분비되어 기분을 상승시킨다. 운동중독 현상은 이 도파민의 중독성 때문이다. 중요한 점은 이 행복 호르몬인 세로토닌과 도파민 대부분이 장에서 만들어진다는 사실이다.

세로토닌은 음식물의 트립토판이라는 아미노산을 원료로 만들어진다. 육류가 소화되어 트립토판이라는 아미노산이 만들어지면, 장내 유익균은 이를 5-하이드록시 트립토판이라는 전구체로 만든다. 이 전구체를 다시 합성해 세로토닌을 만든다. 이때 비타민 B6와 B9이 필요한데, 이들 비타민도 장내 유익균이 만들어 공급한다. 여기서 만들어진 세로토닌은 뇌혈관 장벽을 통과할 수 없어 뇌로 전달되지 못한다. 그래서 뇌에서 필요로 하는 세로토닌은 전구체인 5-HTP 상태로 장내세균이 전달하여 뇌에서 세로토닌으로 합성한다.

이처럼 기분을 좌우하는 행복 호르몬인 세로토닌은 뇌에서 직접 만들 수 없어 장내 유익균의 도움을 받아야 한다. 뇌에서 세로토닌이 부족하면 우울증이 오고 더 많이 부족하면 자살 충동까지 일어난다. 도파민도 마찬가지로 음식을 통해 들어온 육류를 소화해 얻은 페닐알라닌이란 아미노산을 장내세균이 작용하여 티로신을 만들고, 이를 다시 L-도파라는 전구체로 만든다. 이때 필요한 비타민 B6, B9도 장내세균이 공급한다.

이렇게 만들어진 대부분은 장에서 쓰이고 일부는 전구체 상태로 뇌에 전달된다. 이 모든 과정이 장내 유익균이 작용하여 만들어진다. 장내 유익균의 작용이 없으면 뇌에서는 세로토닌과 도파민을 만들 수 없다. 장 건강이 중요한 또 하나의 이유다. 우울증 치료제인 항우울제는 뇌에서 유효기간이 사실상 끝나 폐기될 세로토닌의 배출을 억제시키는 작용만을 하므로, 새로운 새로토닌을 생성을 촉진시키는 작용은 못 하기 때문에 장기적으로는 효과가 없다.

2. 만병의 문제는 장 건강이 답이다

얼굴은 내장의 안테나다. 오행의 금에 해당하는 장부가 대장이다. 얼굴에서는 금에 해당하는 부위가 코다. 현대 서양의학의 기계론적 이분법으로는 두 기관이 상호 연결된다는 것은 인정이 안 된다.

코점막에 염증이 있으면 대장에 염증이 있다고 판단할 수 있다. 코점막의 염증을 치료하면 일시적으로 좋아질 수 있지만, 머지않아 다시 증상이 나타난다. 따라서 근본을 치료해야 한다. 즉, 장의 염증을 해결하면 코점막의 염증은 저절로 해결된다. 코점막의 염증이나 코막힘은 대장의 염증을 해소해야 낫는 병이다.

대장의 환경은 섬유질과 유익균에 의해 좌우된다. 장내 유익균의 먹이인 섬유질을 충분하게 공급하면 유익균에 의해 만들어진 단쇄지방산의 작용으로 약산성 상태가 되어 유해균이 조절되어 염증 없는 장내 환경이 조성된다. 그러면 코의 염증도 사라진다.

장점막이나 코점막을 건강하게 하려면 건강한 오메가-6 지방산이 필요하다. 아토피 피부염이나 알레르기 비염도 모두 장의 염증이 원인이다. 장 누수로 인한 독소의 침입으로 발생하는 질환이 알레르기질환이다. 장에 몰려 있는 면역세포 중에 조절 T세포의 활동이 부족해 벌어진 면역 과잉현상이 알레르기다.

그런데 장내 유익균에 의해 섬유질을 분해해 만들어지는 단쇄지방산은 조절 T세포를 활성화하여 과잉 항진된 면역세포의 활동을 억제하면 알레르기 반응은 가라앉는다. 스테로이드제제나 피부 연고 등은 근본적 치료법이 아니다. 장을 건강하게 다스리는 것이 먼저다. 화학약품과 가공식품으로부터 장을 보호하는 일이 시급하다. 무엇을 먹느냐가 장 건강을 좌우한다.

3. 내장지방이 생기는 원인

우리 몸속의 지방은 크게 두 가지로 구분한다. 피부에 쌓이는 백색의 피하지방과 창자 사이에 쌓이는 내장지방으로 나눈다. 피하지방보다는 내장지방이 더 쉽게 분해되어 에너지 연료로 태워진다.

스트레스를 받으면 아드레날린과 코티솔 호르몬이 분비된다. 이 호르몬들은 포도당을 만들어 비상에너지 연료로 공급되는데, 싸움이나 도주 반응의 에너지 소모 활동을 하지 않으면 남아도는 포도당을 지방으로 전환하여 다음 기회에 사용할 예비 연료로 저장한다. 스트레스를 받으면 교감신경이 활성화되면서 지방이 복부에 쌓이는 이유는 지방을 내보내는 성장호르몬이 부족하기 때문이다.

아미노산인 아르기닌은 성장호르몬 분비를 촉진한다. 성장호르몬은 몸의 저항력을 높이고, 상처 치유 촉진, 지방 대사 촉진, 식욕 억제, 근육 강화 효능이 있다. 또 운동은 성장호르몬을 분비하여 내장지방을 분해하고 뱃살을 줄여 준다.

또 하나는 활성산소의 공격을 받거나 노폐물이 쌓여 미토콘드리아 기능 저하가 일어나 에너지 생산량이 충분치 못할 경우, 에너지가 열로 소실되는 것을 막기 위해 복부에 피하지방을 쌓아 체온을 유지하는데, 이런 상태가 단기간에 끝나지 않으면 비만을 만든다.

장 상피세포는 글루탐산이나 단쇄지방산을 에너지원으로 사용하고 포도당은 뇌세포에 양보한다. 장 상피세포는 포도당을 에너지원으로 사용하지 않기 때문에 뇌나 근육이 비상시에 사용하기 위한 연료를 소비될 염려가 없는 내장 주변에 우선 저장한다. 성장호르몬이 분비되면 내장지방은 에너지원으로 사용된다. 내장지방이 에너지원으로 사용되지 못하고 계속 쌓여 복부비만을 만들면, 내장지방의 지방세포에서 아디포 사이토카인이 분비되어 대사기능을 떨어뜨리고 염증을 일으킨다. 이것이 대사증후군의 원인이 된다.

또 다른 경우는 에너지 부족 때문이다. 단순 당질을 과잉 섭취하면, 해당계 에너지 생산 시스템이 정상적으로 작동되지 못하고 요산을 생성시키면서 에너지 공급량이 갑자기 줄어든다. 그러면 뇌는 안전을 위협받는 위기로 받아들여 생존 본능이 작동되면서 절약유전자를 활성화시켜 인슐린 저항성을 만들고, 대사기능을 떨어뜨려 여분의 에너지원을 지방으로 저장시킨다. 이때 염증이 있으면 면역세포가 염증 부위에 우선적으로 지방을 저장시킨다. 면역세포의 70~80%가 모여 있는 장 주변에 우선적으로 쌓이는 지방이 내장지방이다. 이때 쌓인 지방은 지방세포의 수는 늘리지 않으면서 크기를 키우는 비대 지방세포로 변한다.

이 비대 지방세포는 악성 사이토카인을 분비해 염증을 악화시키고 대사기능을 떨어뜨리는 악순환에 빠져 대사증후군을 만든다. 내장 지방이 쌓이지 않으려면 제대로 된 음식과 스트레스 조절이 중요하다. 잘못된 식단과 생활습관이 대사증후군의 직접적인 원인이라는 사실을 알고 실천해야 한다. 처방약보다 건강한 식단이 먼저다.

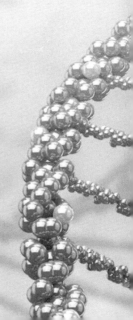

제5장

해독에 관하여

우리 몸은 외부 조건의 변화에 신속하게 대응해 신진대사를 일정하게 유지하는 항상성을 가지고 있다. 스트레스, 과로, 감염 등으로 항상성의 균형이 깨졌을 때, 이를 정상화하려는 노력이 호전반응이다. 그런데 대증요법은 깨진 항상성을 회복시키려는 우리 몸의 노력으로 나타나는 호전반응을 약물로 억제함으로써 자연치유력을 방해한다. 그 결과, 내보내야 할 독소와 노폐물이 몸속에 축적되면서 급성질환이 만성질환으로 발전한다.

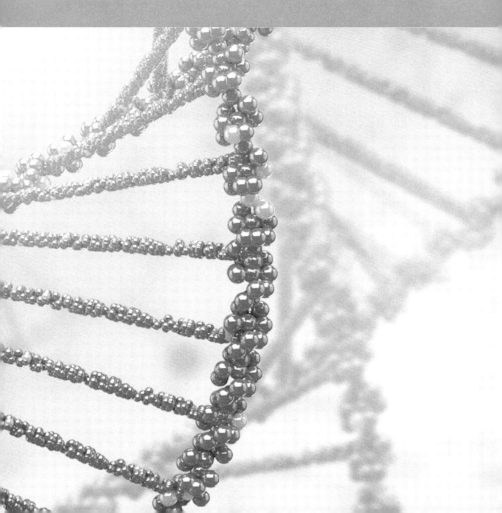

01. 왜 해독이 필요한가?

1. 해독의 개념과 필요성

해독은 화학 약물치료를 배제한 여러 가지 자연치유와 건강식품 섭취 등으로 우리 몸의 독소와 노폐물을 제거해 건강한 면역력을 되찾아 항상성을 유지하는 것이다. 다시 말해, 우리 몸이 지닌 강력한 노폐물 청소기관인 리소좀을 활성화하는 것이다.

리소좀에서 50여 가지의 가수분해 효소 활동을 통해 독소와 노폐물을 분해한다. 이때 효소가 활발하게 해독 활동을 하려면 물이 필요하므로 해독 프로그램을 진행할 때는 충분한 물을 섭취해야 한다. 이러한 해독작용이 자가포식작용이다.

제대로 된 건강한 식단을 지키고, 물을 충분히 마시고, 푹 쉬고, 제시간에 맞춰 잠을 자고, 충분한 채소류를 아무리 잘 챙겨 먹어도 도시환경에서 생활하면 질환을 유발하는 독소와 화학물질에 일정 정도는 노출될 수밖에 없다. 면역 시스템이 알아서 처리할 수 있는 범위를 넘어서는 독소와 노폐물이 발생하면 여분은 몸속에 축적된다. 그래서 누구나 정기적인 독소와 노폐물 제거를 위한 해독이 필요하다. 독소와 노폐물이 제거되면 비만과 질병은 저절로 사라지고, 면역력은 정상화된다. 코로나를 걱정할 필요 없는 바탕이 만들어지는 것이다.

우리 몸의 장기 중 해독을 담당하는 해독 공장이 간이다. 간은 우리 몸을 구성하는 50조~100조 개의 세포에 영양소를 공급한다. 에너지를 생산하고 분배하는 역할, 1,000여 가지의 효소로 화학물질을 분해하는 역할, 단백질을 합성하는 역할 등 다양한 기능을 수행하는데, 산업화로 공해가 심해지고 가공식품이 넘치는 생활환경에서 간의 해독 기능이 더욱 중요해지고 있다.

2. 간의 기능과 노폐물의 배출

간의 해독 기능은 혈액의 노폐물을 걸러내고 깨끗하게 만듦으로써 몸에 해로운 작용을 할 가능성을 미리 차단하는 것이다. 스트레스가 소화 기능을 떨어뜨려 제대로 소화되지 못한 음식물, 화학식품첨가물, 약물 등으로 장내미생물의 균형이 깨져 장 누수가 생기면 혈액을 통해 독소나 감염성 세균 등이 간으로 들어온다. 그러면 간은 이런 유해물질을 처리하여 담관을 통해 체외로 배출한다.

노폐물은 주로 산성을 띠며, 동물성 단백질에서 나오는 이런 강산에는 요산, 황산, 인산이 있다. 약산은 동물성 요거트를 제외하고 주로 식물성 탄수화물이나 식물성 단백질에서 나온다.

강산은 대부분 신장을 통해 제거되며 일부는 피부를 통해 배출된다. 신장은 강산 제거 능력의 하루 한도량이 있어서 과잉분은 조직에 저장 축적되어 만성 염증의 원인이 된다. 강산은 신장을 통해 제거되려면 먼저 간에서 중화 과정을 거쳐야 한다. 강산은 비휘발성이다. 약산은 휘발성 산으로 수증기와 탄산가스의 형태로 폐를 통해 제거된다. 단식을 하면 해독작용이 활성화된다. 간에서 처리하지 못한 독소나 장관의 융모 사이에 쌓여 있는 독소는 소장의 아랫부분인 회장을 통해 배출된다. 특히 숙변이라고도 하는 장 상피세포에 쌓인 독소는 현미경을 통해 볼 수 있다. 내시경으로는 보이지 않는다.

건강한 간은 1분에 1.5리터가량의 혈액을 걸러내고, 날마다 1.5리터가량의 담즙을 만들어낸다. 해독의 목적은 쌓여 있는 독소와 노폐물을 청소하여 '내 몸속에 있는 100명의 의사'인 자연치유력을 회복하는 가장 빠르고 확실한 방법 중 하나다.

3. 현대인과 몸속의 독소

현대인은 여러 이유로 우리 본래 몸이 가지고 있는 기능을 약 50% 정도밖에 못 쓰고 있다. 여러 이유 중에 가장 큰 영향은 식습관의 잘못으로 인한 영양 불균형과, 배출되지 못하고 몸속에 쌓인 독소와 노폐물이다. 현대사회는 산업의 발달로 화학물질이 넘쳐나고 있다. 식품, 의약품, 화장품, 의류, 농약 등을 화학물질로 만든다. 대부분의 화학물질은 독성을 띤다.

독(poison)은 인체에 해를 끼치거나 죽일 수 있는 천연물질과 화학물질 모두를 말한다. 반면에 독소(toxin)는 세균, 곰팡이, 곡물, 채소, 고기, 생선, 가공식품, 매연, 미세먼지, 화장품, 의약품, 농약, 살균제 등에서 비롯한 유해물질 모두를 말한다. 노출 형태에 따라 24시간 이내에 독성이 나타나는 급성 독소와 미세먼지나 의약품, 가공식품 등에 장기간 노출되면서 부작용이 축적되어 독성이 나타나는 만성 독소로 구분하기도 한다.

독소 발생 장소에 따라서는 내독소와 외독소로 구분한다. 내독소는 세포가 물질대사를 하는 과정에서 생기는 활성산소와 노폐물인 요산, 젖산, 암모니아, 호모시스테인, 손상된 세포 등을 말한다. 또 장내 유해균이 만드는 인돌, 스카톨, 페놀, 황화수소 등도 내독소다. 외독소는 호흡이나 음식물을 통해 외부로부터 몸속으로 들어오는 미세먼지, 매연, 농약, 화학식품첨가물과 피부를 통해 흡수되는 주방세제, 청결제, 화장품 등의 수은, 프탈레이트, 계면활성제, 벤젠 등이 있다.

여기에 더해 고민, 불안 등의 정신적 스트레스와 영양 불균형으로 인한 식이 스트레스가 활성산소를 방출해 만병의 근원으로 작용한다는 사실을 잊지 말아야 한다. 내독소와 외독소 모두 스트레스 반응을 악화한다.

4. 해독작용과 자연치유력

삶의 질을 떨어뜨리고 건강을 악화시켜 질병을 만드는 독소는 낮은 농도로 장기간에 걸쳐 노출되는 만성 독소가 주를 이룬다. 그래서 정부에서 인체에 노출되는 독소의 허용 기준을 정해 관리하고 있다. 그런데 문제는 개별 독소는 기준을 갖고 관리하지만, 여러 가지를 먹었을 때의 총량은 관리하지 못하고 있다는 것이다. 이를 해결하는 방법은 스스로 불필요한 화학물질에 노출되지 않도록 가공식품, 의약품, 화장품, 농약 사용 등을 줄여야 한다.

이런 만성 독소에 장기간 노출되어 몸의 해독력을 초과하게 되면 부작용이 나타난다. 몸이 병들었다는 것은 세포가 손상되었다는 뜻이다. 세포가 손상되어 나타나는 부작용을 해결하는 방법이 바로 해독이다. 부족한 영양소 공급으로 신진대사를 촉진하여 몸속에 축적된 독소를 배출하는 것이다. 이런 해독작용을 하는 몸의 기능에는 자가포식(Autophagy), 세포자살(Apoptosis), 백혈구 시스템이 있다. 세포의 기능을 회복시켜 몸을 최적의 상태로 만드는 항상성을 유지하기 위해 꼭 필요한 과정이다.

현대인은 상업자본주의의 덫에 걸린 포로가 되어 과로에 시달리다 보니 휴식과 수면 시간이 절대 부족하다. 그래서 몸에 쌓인 독소와 노폐물을 청소할 틈이 없다. 정상적인 끼니를 먹지 못하는 데다가 간식과 야식에 폭식까지 하고, 여기에 더해 쌓인 스트레스를 풀려고 과음까지 하게 되니 몸이 정신을 차리지 못할 상황이 되었다. 이러한 식습관으로 인해 섭취한 음식을 소화 흡수하는 데 시간을 너무 많이 뺏기다 보니 소화 흡수가 끝나야 이루어지는 독소와 노폐물 배출 시간이 절대 부족하게 되어 몸속에 쌓이는 것이다.

쌓인 독소와 노폐물을 배출할 시간을 달라고 아우성치는 행동이 피로, 어지럼, 각종 통증, 뾰루지, 가려움, 대사증후군 등의 전조증상이고, 더 심하면 만성질환을 통해 고통을 호소하는 것이다.

02. 독소가 쌓이는 이유와 증상

1. 독소가 쌓이는 이유

약물요법 중심의 대증요법은 우리 몸이 가진 자연치유력을 배제한 것이 가장 큰 문제점이다. 그래서 자연치유 과정에서 나타나는 호전반응을 부작용으로 여기고 인정하지 않는 것이다. 현대 서양의학은 질병을 일으키는 원인을 박테리아로 보고 이를 죽이는 약물요법을 사용하기 때문에 몸이 주체가 아니라 병원체가 주체가 되는 치료법이다. 그래서 면역력을 약화하는 약물 투여로 인한 부작용이 발생한다.

우리 몸은 외부 조건의 변화에 신속하게 대응해 신진대사를 일정하게 유지하는 항상성을 가지고 있다. 스트레스, 과로, 감염 등으로 항상성의 균형이 깨졌을 때, 이를 정상화하려는 노력이 호전반응이다. 그런데 대증요법은 깨진 항상성을 회복시키려는 우리 몸의 노력으로 나타나는 호전반응을 약물로 억제함으로써 자연치유력을 방해한다. 그 결과, 내보내야 할 독소와 노폐물이 몸속에 축적되면서 급성질환이 만성질환으로 발전한다.

독소의 누적 정도에 따라 가벼운 증상부터 활동이 불편한 증상과 생명을 위협하는 상태 등의 다양한 증상이 나타난다. 세균이나 바이러스 같은 병원체, 공해, 화학식품첨가물 등의 외부로부터 들어오는 독소와 과로나 고민, 스트레스 등으로 인해 발생하는 활성산소의 피해로 몸이 산성화되어 쌓이는 독소와 노폐물이 영양 불균형에 따라 더 악화하고 누적되어 건강이 나빠진다.

약물이나 독소로 억제된 자연치유력을 회복하려면 해독이 필요하다. 자연치유력의 회복은 우리 몸의 구성단위인 세포를 복원하는 일이다. 몸속에 쌓인 독소와 노폐물을 신속하게 처리하여 손상된 세포를 살리는 가장 확실한 방법이 해독이다.

2. 체내 독소 자가진단법

내 몸에 독소가 얼마나 쌓였을까? 누구든 궁금해할 일이다. 단계별 증상을 스스로 점검해보고 식습관과 생활습관을 개선하기 바란다.

1) 제1단계
- 만성피로에 젖어 있는 가운데 가벼운 두통을 느낀다.
- 무릎, 손목 등의 관절이 약해져 약간의 활동에도 통증이 온다.

- 음식을 먹으면 배에 가스가 차고 트림과 함께 신물이 올라온다.
- 면역력이 떨어져 감기나 몸살에 자주 걸린다.
- 점점 더 아랫배가 나오고 변비가 생긴다.

2) 제2단계
- 자고 나면 얼굴, 손, 발 등 몸이 붓는다
- 소변의 양이 적어지고 횟수가 늘어난다.
- 몸의 예민한 부분에 부스럼이 생기고, 잇몸이 붓는다.
- 입 냄새가 심해지거나 잠을 잘 자지 못한다.
- 몸무게가 늘어나면서 특히 무릎 관절에 통증이 온다.
- 신경이 예민해지고 탈모가 정상치를 넘어선다.
- 매사에 부정적, 비관적으로 반응한다.

3) 제3단계
- 우울증이 심해지고, 수시로 공황장애가 덮친다.
- 심한 스트레스로 매사에 과민반응한다.
- 콜레스테롤과 간 수치가 올라간다.
- 지방간을 비롯하여 당뇨, 고혈압 같은 성인병이 온다.
- 아토피 피부염, 기관지 천식 같은 질병이 온다.

4) 제4단계
- 1~3단계의 증상이 심해져 대사질환과 같은 합병증을 부른다.
- 암, 치매, 중풍, 심장질환과 같은 난치병으로도 발전한다.

3. 독소가 일으키는 질환

일상 속에 널린 여러 독소로 대사장애가 발생한다. 누적된 대사장애는 만성질환의 원인이 된다.

1) 고혈압

고혈압의 원인은 심혈관계 질환이나 만성신장병이 아니라 생활환경의 독소가 근본 원인이다. 가령, 부신이 카드뮴에 노출되면 신장과 부신이 함께 손상되어 고혈압이 발생한다. 또 다른 원인은 짜게 먹는 습관이다. 실상은 짜게 먹는 것보다 채소를 덜 먹어서 생기는 문제다.

영양소도 길항관계가 있는데, 나트륨과 칼륨의 관계도 그렇다. 체내에 나트륨 과잉이 되면 칼륨이 과잉된 나트륨을 배출시켜 체내 미네랄 균형을 유지하는데, 칼륨 부족은 고혈압을 유발한다. 이상적인 체내 칼륨(K)과 나트륨(Na)의 비율은 5:1로 칼륨을 다섯 배나 더 필요로 한다. 그런데 우리의 식생활은 이를 제대로 공급하지 못하고 있다.

2) 만성피로증후군

만성피로증후군은 피로가 풀리지 않은 상태가 6개월 이상 지속하여 일상생활에 지장을 초래하는 증상을 말한다.

체력이 감당할 용량을 넘어서는 활동이나 영양의 불균형으로 정상적인 대사가 이뤄지지 못해 피로물질인 노폐물이 축적되어 집중력을 약화하고 삶의 질을 떨어뜨린다. 만성피로증후군이 위험할 수 있는 것은 피로 증상뿐 아니라 두통, 수면장애, 짜증, 어깨결림, 우울, 근육통, 변비와 설사, 손발 저림 등의 여러 불편 증상이 수반되기 때문이다.

만성피로가 지속하면 교감신경 우위 상태가 되어 혈액 순환에 장애가 생기고, 소화 기능이 떨어지면서 악순환의 질곡으로 빠진다. 피로하면 쉬어야 하는데 그럴 수 없는 현대인의 숙명일까.

3) 관절염

관절염은 열과 부종을 동반하는 자가면역질환인 류머티스관절염과 연골 조직이 닳아 회복이 어려운 퇴행성관절염으로 구분된다.

관절염 환자 중에는 기생충에 감염된 경우가 많다. 건강한 기관에서는 자랄 수 없는 기생충은 수은, 카드뮴, 납과 같은 중금속 독소와 노폐물에 오염되어 면역력이 떨어진 곳에서 기생한다. 우리 몸은 기생충이 살 수 있는 오염된 환경이냐 아니냐가 중요하다. 오염되지 않은 환경에서는 기생충은 살 수 없다.

우리 몸의 모든 기관은 죽을 때까지 복원·재생되도록 프로그램되어 있다. 이 프로그램이 영양 결핍이나 독소 등으로 작동되지 못하는 환경이 문제다.

4) 장질환

우리 몸에 독소가 쌓이는 가장 큰 원인이 장 누수로 인한 독소 유입이다. 소장에 염증이 생기면 장벽이 느슨해져, 걸러져야 할 독소나 소화가 덜된 이물질이 혈관으로 침투해 간에서 해독해야 할 분량이 늘어나면서 간에 무리를 가한다.

장누수증후군은 장에 가스가 차서 방귀가 잦고, 아랫배가 부풀고, 수시로 설사와 변비가 나타나는 증상이다. 독소의 축적으로 혈관이 수축하여 혈액 순환이 원활하지 못하면 장내 환경도 차가워져 면역력이 떨어지고 유해균이 늘어나면서 내장지방도 증가한다. 대장에 있어야 할 장내미생물이 소장으로 올라와 자리를 잡게 되어도 과민성대장증후군이 생긴다.

5) 피부질환

아토피피부염 같은 피부질환이 생겼을 때, 연고를 바르는 등 증상이 나타난 환부 치료에만 매달린다. 정작 피부 질환의 뿌리는 장에 있는데도 말이다.

장의 염증이나 누수로 인해 체내 독소가 쌓여 간의 해독 용량을 초과하면 초과분을 피부를 통해 배출하는 과정에서 나타나는 것이 피부질환의 많은 부분을 차지한다. 이 과정에서 면역세포의 조절 작용이 원활하게 작동되지 못해 면역세포의 과잉 활동으로 나타나는 것이 아토피피부염이다. 독소가 면역계의 균형을 무너뜨리는 주범이다.

6) 비만

만성질환의 주범으로 낙인 찍힌 비만은 영양의 불균형과 독소가 초래한 비극이다. 유전적 요인이나 질병으로 인한 경우를 제외하면 잘못된 식습관으로 인한 영양의 불균형과 운동 부족이 가장 기본적인 원인이다.

나아가 소화 흡수 시간과 청소 배출 시간의 불균형도 비만을 악화한다. 과식, 간식, 야식, 폭식과 운동 부족으로 배출되지 못한 독소가 쌓이면서 비만을 악화하는 것이다. 그래서 12시간 이상 공복, 간헐적인 단식 및 운동으로 청소 배출 시간을 충분히 확보할 필요가 있다.

7) 암

생활환경의 독소가 몸속에 쌓이면 교감신경 우위의 스트레스 상태가 된다. 스트레스는 활성산소를 발생시켜 세포막이나 미토콘드리아 막을 손상하여 산소와 영양소 흡수율을 떨어뜨린다. 산소흡수율이 65% 이하로 떨어지고 영양 공급이 원활하지 못하면 저체온까지 겹쳐 면역세포의 활동이 저하된다.

특히 직접 암세포를 잡아먹는 NK세포는 체온이 37.5도 이하로 떨어지면 활동이 급격하게 감소하여 암세포를 제대로 처리하

지 못하게 된다. 산소 공급이 65% 이하로 떨어지면 세포는 포도
당을 사용한 발효 위주의 에너지 생산 활동으로 암세포의 성장
을 촉진한다.

8) 불임, 남성질환, 여성질환

우리나라 불임 부부가 8쌍 중 1쌍에 이르도록 갈수록 늘고 있
다. 불임의 원인은 남성 여성이 35%로 같은 비율이다. 영양의 불
균형에 따른 식이 스트레스, 흡연, 과음, 환경호르몬, 공해물질의
증가 등이 불임의 주요 원인으로 꼽힌다.

환경호르몬, 중금속 등의 유해물질이 체내로 유입되면 호르몬
분비를 교란하여 배란 이상, 월경 불순, 생리통을 일으키고 자궁
근종 등을 발생시킨다. 산업화 이후 지난 50여 년 동안 남성의 평
균 정자 수가 45%나 줄었다고 한다. 생활환경에서 나오는 독소는
혈액 순환을 방해해 남성의 발기부전을 일으키는 등 성 기능을 떨
어뜨린다.

9) 탈모

과거에는 유전적 요인이 크게 차지했지만, 갈수록 유전적 요
인과 관계없는 탈모가 늘고 있다. 영양 불균형의 잘못된 식습관
으로 인한 식이 스트레스, 흡연과 음주, 공해물질 등이 원인으로
작용한다.

4. 가장 바람직한 평생 해독법

다음은 건강관리의 대원칙이다.

1. 불필요한 것은 섭취하지 않는다.
2. 내보낼 것은 제대로 내보낸다.
3. 들어온 것은 완전연소한다.

들어온 것을 완전연소하려면 태워지는 영양소(대량영양소)와 태우는 영양소(소량영양소)의 균형이 중요하다. 건강관리의 대원칙이 흔들리면 독소와 노폐물이 몸속에 쌓인다. 독소로부터 우리 몸을 보호하려면 어떤 독소가 있는지 먼저 알아야 하고, 다음으로 독소에 노출되지 않은 건강한 식품을 선택할 수 있어야 하며, 마지막으로 해독에 필요한 영양소와 물을 충분히 섭취하면서 운동도 꾸준히 해야 한다.

1) 독소 식별하기

가공식품 대부분은 맛을 높이기 위해 설탕과 지방을 추가하고 화학식품첨가물을 넣는다. 게다가 향과 모양까지 갖춰 식욕을 돋운다. 무엇보다 나쁜 것은 유통기한을 늘리기 위해 섬유질과 미네랄, 비타민을 제거한다는 것이다. 그래서 몸에 들어가면 완전 연소가 이뤄지지 못해 노폐물이 발생함으로써 영양소의 균형이 무

196

너진다.

2) 독소 회피하기

독소가 어디에 어떻게 들었는지 파악했다면, 이제는 식품을 고르는 기준을 새롭게 바꿔 독소가 많은 가공식품 등은 철저하게 피해야 한다. 먹는 것은 물론이고 세면용품과 화장용품 같은 생활용품도 친환경 용품으로 바꿔쓰는 노력이 필요하다.

3) 해독기관 지원하기

먼저 물을 충분히 섭취해야 해독작용을 촉진할 수 있다. 독소와 노폐물을 분해하는 작용을 하는 가수분해효소는 물이 충분해야 제대로 해독할 수 있다. 몸의 해독기관인 간, 신장, 소화계, 림프계 등이 건강하게 기능할 수 있도록 식물 영양소인 항산화제, 클로렐라, 스피루리나 등의 슈퍼푸드와 민들레 등을 섭취해야 한다.

또 많은 사람이 겪고 있는 마그네슘, 아연, 셀레늄, 황 등의 미네랄 결핍과 비타민D, 비타민B군 등 영양소 부족 문제를 해결하기 위해 충분한 영양소를 적극적으로 섭취해 안전하고 효과적으로 건강을 지켜야 한다.

03. 해독의 원리

1. 해독의 개념

독소는 우리 몸에서 세포의 기능과 구조를 망가뜨려 에너지 생산 활동을 방해하는 물질을 총칭한다. 이들 독소에는 외부 유입 독소는 물론이고 내부 대사 잔존물인 노폐물도 포함한다.

우리 몸은 제대로 된 영양소를 공급하면 인체의 모든 기능이 알아서 작동되어 독소 배출부터 세포 수리, 복원, 재생까지 스스로 이루게 되어 있다. 결국, 어떤 이유로든 영양소 공급이 제대로 이뤄지지 않아 독소 배출 기능이 저하되어 독소가 쌓이게 되어 있으니 이를 정상화하려는 노력이 바로 해독이다. 부족한 영양소인 미네랄과 비타민을 공급하여 대사 효소 작용을 촉진하는 일이다.

해독은 곧 제대로 된 영양소를 공급하기 위한 작업이고, 해독력은 다친 곳을 회복하고, 아픈 몸을 정상으로 돌려놓을 수 있는 능력이다. 우리 몸은 고장 난 기능을 수리하는 복원력을 지니고 있다. 이 정상화 능력을 회복 능력, 자정 능력, 자연치유력, 항상성 원리라고도 하는데, 이는 우주의 작동원리와 같다.

우리는 음식을 섭취한 후 신진대사를 통해 에너지를 얻어서 활동하며 살아간다. 이 과정에서 부산물로 반드시 신진대사를 방해하는 이물질인 독소나 노폐물이 세포 안팎에 자리 잡는다. 미네랄, 비타민, 항산화제, 섬유질이 부족할 때 노폐물이 더 쉽게 쌓인다. 이렇게 쌓인 독소나 노폐물을 제거하여 세포의 기능을 정상화해야 질병을 예방하고 활력 넘치는 활동을 할 수 있다.

일상생활에서는 소화가 끝나고 공복 상태의 수면 시간에 노폐물을 배출하는 자가포식작용이 활성화된다. 그래서 저녁은 가볍게 일찍 먹고 아침 시간까지 12시간의 공복을 유지하면서 충분히 수면하라는 것이다.

우리 몸에서 필요로 하는 하루 단백질의 양은 200g가량이다. 굶주리는 상황이 되어 단백질을 공급받을 수 없게 되면 세포 소기관을 분해하여 아미노산을 적극적으로 공급하는 작용도 자가포식 시스템이 하는 또 다른 작용이다. 이때는 독소나 노폐물 배출보다 구조를 복원·재생하는 일이 우선이다.

고온, 독소, 영양 부족이나 세포막 손상이 심해 자가포식작용으로 재생할 수 없는 세포는 세포자살작용을 통해 사멸시키고 새로운 세포로 대체하는 재생작업을 한다. 수면 중에 멜라토닌과 성장 호르몬이 분비되어 세포재생작업을 통해 고장 난 세포를 회복 재생하면 기능이 정상화된다. 그래서 밤에는 잠을 자야 한다.

2. 해독 시스템 작용

종속영양생물인 우리 인체는 음식, 물, 공기를 공급받아야 하며, 독소나 노폐물을 제거해야 한다. 이 두 가지 작용이 균형을 이뤄야 자연치유력이 가장 활발해진다. 우리 인체는 몸에 해로운 독소나 노폐물을 제거할 수 있는 여러 가지 방법을 가지고 있다. 우리 몸은 활동할 때마다 땀과 소변, 대변을 통해 노폐물을 배출하고 정화하는 기능을 발휘한다. 인체의 해독기관 7곳을 해독 시스템이라 한다. 해독기관 7곳은 간, 장, 신장, 폐, 피부, 혈관, 림프샘이며, 1차 독소배출기관이라 한다.

영양소가 정상적으로 공급되고, 장부 기능이 정상적으로 발휘되면 몸속의 독소나 노폐물이 혈액과 림프액을 통해 해독기관으로 이동한다. 독소, 노폐물이 해독력을 초과해 발생하거나 장부의 해독 기능에 문제가 생겨 1차 배출기관에서 처리해야 할 독소 처리에 실패하면, 다음 단계로 2차 배출기관인 모든 점막을 통해 독소와 노폐물을 제거하려는 시도를 계속한다. 눈곱, 콧물, 심한 입냄새, 설사, 뾰루지, 혈색의 변화 등이 이때 나타난다. 이때는 정상적인 해독 기능에 과부하가 걸려 몸이 살려달라고 소리 없는 아우성을 지르는 상태다. 그런 신호가 전조증상이다.

이 경우에는 미네랄, 비타민, 항산화제, 섬유질을 충분히 공급해 독소와 노폐물 배출 기능이 활성화되도록 도와야 한다. 2차 배출기관을 통한 해독까지 실패하면 독소와 노폐물이 몸속에 쌓이기 시작한다. 그리하여 독소와 노폐물이 오랫동안 누적되면 피로감, 저체온, 우울증, 관절염, 통풍 등으로 나타난다.

피부에 있는 땀샘이 해독 기능을 하지 못하고 다음 단계인 피지선을 통해 독성물질을 배출하려 시도하면서 나타나는 증상이 발진, 여드름, 습진이다. 섬유질 섭취가 부족하거나, 물을 충분히 마시지 않거나, 술을 자주 마시거나, 흡연으로 산소 흡수량이 줄거나, 당분 섭취를 많이 하면 간 기능이 저하된다. 이런 이유로 해독 공장으로 불리는 간 기능이 떨어지면 질환으로 이어진다.

독소와 노폐물이 건강에 끼치는 영향은 개인의 해독 시스템 능력에 따라 차이가 난다. 독소의 유입 경로는 주사 약물, 수영장 염소, 화장품 화학물질 등이 피부를 통해, 식품에 잔류하는 농약 등이 입을 통해, 청소용 세정제, 스프레이, 매연 등이 코를 통해 흡입되는 경우 등이 있다. 가장 크게 문제가 되는 경우는 소화 기능이 떨어지고 소장에 염증이 생겨 장 누수가 진행되면서 유입되는 독소다. 독소가 일단 몸속에 들어오면 몸 전체에 악영향을 끼치지 않도록 방어하는 세 가지 안전장치가 준비되어 있다.

첫째, 대사작용이다. 몸속에 유입된 독성물질을 대사작용을 통해 독성이 덜한 상태로 바꾼다. 간에서 하는 1차 해독작용이 여기에 해당한다.

둘째, 혈액 단백질과의 결합이다. 혈액으로 유입된 독소가 각 기관으로 퍼져 몸에 해를 끼치지 못하도록 혈장의 단백질이 독소를 결합한 상태로 몸 전체를 돌아다닌다. 돌아다니더라도 결합한 상태의 독소는 해를 끼치지 않지만, 어떤 상황이 되어 독소가 분리되면 손상을 초래할 위험은 늘 가지고 있다. 임시방편이다.

셋째, 인체 조직에 저장된다. 독소가 해를 끼치지 못하도록 뼈, 지방 등에 저장한다. 저장된 독소가 누적되면 결국 노출되어 혈류로 대량 방출된다. 해독하거나 체중을 감량할 때 지방이 대사되면 저장된 독소가 혈류로 방출된다. 단백질과 결합하거나 인체 조직에 저장되지 않은 독소는 대사되어 대부분 체외로 배출된다. 일부 독소는 처음 유입된 경로와 같은 경로를 통해 배출된다.

3. 간의 1단계 해독작용

'해독 공장'으로 불리는 간은 독소로부터 우리 몸을 보호하기 위해 정교한 해독 기전을 가지고 있다. 외부로부터 유입되는 독소와 내부에서 발생하는 독소를 완전한 형태로 중화하여 체외로 배출할 때 독소의 성격에 따라 1단계와 2단계의 해독 기전으로 나눠 독소를 처리할 수 있다. 간은 1, 2단계의 해독 경로를 통해 모든 독소를 중화할 수 있지만, 독소를 중화하는 과정에서 필연적으로 활성산소가 발생하기 때문에 해독해야 할 독소의 양이 많을수록 항산화 성분의 식물 영양소가 많이 필요하며, 독소를 중화할 때마다 다양한 영양소가 소모된다.

1) 간의 1단계 해독효소

간의 1단계 해독용 효소는 사이토크롬(Cytochrome) P450으로, 50~100종류의 효소로 구성되어 있다. 이 해독효소의 활성은 유전적 요인, 독성화학물질의 양, 영양 상태에 따라 개인차가 크다. 사이토크롬 P450은 몸속의 독소를 독성이 약한 수용성 물질로 바꾸거나, 화학적으로 훨씬 더 활성이 높은 형태로 변화시킨다.

독성을 수용성으로 바꾸는 작용은 그 독성물질이 신장을 통해 배출되기 쉽게 하는 것이고, 독소를 화학적 반응이 높도록 변화하는 작용은 그 물질이 해독 2단계 효소들에 의해 쉽게 대사될 수 있게 하는 것이다.

2) 간의 1단계 해독작용

독소를 중화하여 수용성 독소는 신장을 통해 배출한다. 어떤 독소는 화학적으로 더 큰 활성을 가진, 다시 말해 독성이 더 강해진 중간물질로 변화시켜 간 해독 2단계에 의해 처리한다. 해독 2단계에서 이 중간독성물질을 처리하지 못하면 독성이 더욱 커진다. 개인의 사이토크롬 P450 효소의 활성 차이 때문에 1차 해독능력에 차이를 보인다. 카페인 음료를 마시면 수면에 지장을 받거나, 향수 냄새가 역겹거나 민감하다면 1단계 해독능력이 떨어진다고 볼 수 있다.

보통 1단계 해독 활성도는 카페인을 해독시키는 정도로 측정하는 것이 객관적인 방식이다. 해독 1단계에서 독소 한 분자를 해독시킬 때마다 활성산소 한 분자가 생성된다.

이때 생성되는 활성산소는 글루타티온이 처리하고, 글루타티온 자신은 산화된다. 따라서 독성물질이 많을수록 활성산소가 다량 생성되므로 이를 중화하는 글루타티온 결핍이 초래되기 쉽다.

여기서 가장 주의할 점은, 해독 1단계에서 만들어진 활성도가 높아진 독소 중간물질을 해독 2단계에서 제거하지 못하면 강화된 독성으로 인해 심각한 피해를 본다는 것이다. 따라서 해독 1단계와 해독 2단계의 균형이 중요하다. 뇌에도 사이토크롬 P450 효소가 존재하는데, 뇌에 영양소 및 항산화제가 불충분하면 신경세포의 손상을 초래하여 치매로 발전할 수 있다.

3) 해독 1단계에 필요한 영양소

간의 1단계 해독작용을 주도하는 사이토크롬 P450 효소에 필요한 필수 영양소는 비타민B3 (니아신), 비타민B1, 비타민C, 아연, 마그네슘, 구리, 리모닌 등이 있다.

또 필수지방산도 1단계 해독에 매우 중요하다. 들기름, 참기름, 아마씨유, 호두, 해바라기씨유 등을 통해 필수지방산을 공급할 수 있다. 레몬, 오렌지, 십자화과 채소류 등을 충분히 섭취하는 것도

간 해독작용을 촉진하는 데 도움이 된다.

4. 간의 2단계 해독작용

2단계 해독 과정에서 가장 중요한 것이 글루타티온이다. 간의 1단계 해독작용을 통해 독소가 배출될 수 있도록 활성화된 독소 중간물질 중에는 최대 60배까지 독성이 증가하는 경우도 나타나기 때문에 이를 해소하는 2단계 해독능력이 매우 중요하다.

1) 2단계 해독 시스템(결합 반응)

간의 2단계 해독작용은 효소들이 독성물질에 작은 분자를 부착하여 중화한 후 소변이나 담즙으로 배출시키는 반응이다. 2단계 효소인 글루타티온이 일부 독소에는 직접 작용하지만, 대부분은 1단계 해독효소에 의해 먼저 활성화된 후 작용한다.

2단계 해독기능이 원활하지 못해 해독 기능이 떨어지면 만성피로증후군(미토콘드리아 기능장애), 마그네슘 부족, 육체적 활력 부족의 원인이 된다. 이때는 해독되지 못한 독성 중간물질이 몸속에 축적된다.

2단계의 해독효소 활성화에는 별도의 영양소가 필요하며, 작은 분자 합성과 2단계 해독효소가 기능하기 위해서는 추가 에너지가 필요하다. 2단계 해독효소의 활성화에 집중하려면 음식물 섭취를 중단해 소화효소 낭비를 줄여야 한다.

2) 2단계 해독 효소에 필요한 식품

신선한 채소와 과일의 섭취는 2단계 해독의 중심인 글루타티온 생성에 매우 중요하다. 양질의 단백질은 아미노산과 황산화 경로를 모두 촉진한다. 황산화 경로에 필요한 황화합물이 함유된 식품은 무, 양파, 브로콜리, 셀러리, 케일, 콩 종류 등이며 동물성으로는 유정란, 생선, 육류 등이 있다. 양배추, 브로콜리 새싹, 감귤류, 브로콜리, 레몬의 기름 등과 십자화과 식물은 1단계 및 2단계 해독 기능을 모두 활성화한다.

십자화과 식물의 I3C(인돌-3-카보닐)는 간은 물론 장의 해독효소까지 활성화한다. 오렌지, 감귤, 캐러웨이(미나리과), 딜(미나리과)에 함유된 리모넨은 1단계와 2단계를 모두 활성화한다.

3) 2단계 해독 기능이 떨어지는 경우

미토콘드리아 기능장애(만성피로증후군), 마그네슘 부족, 육체적 활력 부족 시에는 2단계 해독 기능이 저하되어 독성 중간물질을 축적한다. 2단계의 해독효소 활성화에는 별도의 영양소가 필요하며 작은 분자 합성과 2단계 해독효소가 기능하기 위해서는 추가 에너지가 필요하다. 2단계 해독효소의 활성화에 집중하려면 음식물 섭취를 중단해 소화효소 낭비를 줄여야 한다.

04. 어떨 때 해독해야 할까?

모든 염증성 증상에는 반드시 해독이 필요하다. 질병으로 악화하기 전에 조짐을 알아서 미병 상태일 때 조치하는 것이 비용과 시간 낭비를 줄이는 길이다. 모든 만성질환은 해독이 필요하다. 해독은 빠르면 빠를수록 좋다.

1. 전조증상을 읽어라

내 몸에는 독이 얼마나 쌓였을까? 늘 이런 의문을 갖고 전조증상을 읽어내는 것이 중요하다. 편식, 과식, 야식, 가공식품, 피로 등으로 세포에 이상이 생기면 몸속 장기들은 제 기능을 하지 못하게 된다. 이때 몸속 장기들은 몸이나 얼굴에 뾰루지, 검버섯, 주근깨 등의 피부염을 일으키거나 혈색을 창백하게 하거나, 푸석푸석하고 붓게 하거나, 검은색을 띠게 해 자신의 불편을 알려 치료해달라고 밖으로 드러낸다. 전조증상이다. 몸속에 독소, 노폐물 등 이물질이 많이 쌓였다는 신호다.

전조증상이 나타나는 이유는 1차 독소배출기관의 독소배출작용이 용량을 초과해 한계를 드러냈기 때문이다.

여기에 몇 가지 증상들을 통해 몸의 이상 여부를 스스로 점검해보고(다음 tip 참조) 심각한 경우는 정밀검진을 받아보기 바란다. 주의할 점은, 정밀검진을 하더라도 구조 이상은 잘 확인이 되지만, 기능 이상은 확인이 잘 안 된다는 것이다.

tip [알아두면 유익한 건강정보]

해독이 필요한 증상들

- 식욕이 없으면 체력이 떨어졌다.
- 소변의 양이 많고 횟수가 잦고 색이 옅으면 체력이 약하다.
- 자주 설사를 하거나 변비가 있거나 변비와 설사를 번갈아 하는 경우는 체력이 약하거나 위장 기능이 떨어져 있거나 식습관이 나쁜 경우다.
- 어깨 결림, 두통, 귀 울림, 멀미, 가슴 두근거림, 어지럼증과 숨찬 증상은 림프 순환 장애로 인한 수분 정체 현상이다.
- 수족냉증이 있거나 얼굴이 달아오르면 저체온이다.
- 생리통, 생리불순이 있으면 혈액순환 장애로 모세혈관이 막힌 경우가 많다.
- 다리에 쥐가 자주 나면 간이나 신장이 약하다.
- 손바닥에 땀이 나서 축축하면 갑상선 기능 저하.
- 혀의 설태가 흰색, 누런색, 갈색, 흑색 등으로 진하게 변할수록 혈액의 오염이 심하다.
- 다래끼는 면역력 저하 신호다.

- 눈 흰자위가 노랗게 되는 것은 황달 신호다.
- 안구 돌출은 갑상선 기능 이상 신호다.
- 눈의 피로, 안구건조증은 간 기능 저하 때문이다.
- 비염은 대장 염증이 원인이다.
- 치통은 신장 기능 저하가 원인이다.
- 속눈썹 찔리는 증상, 발목이 자주 삐는 증상은 신장 기능 저하 때문이다.
- 사마귀, 티눈은 단백질 과잉 섭취가 원인이다.
- 기미, 주근깨는 단 음식, 기름진 음식이 원인이다.
- 뾰루지는 기름, 흰설탕, 밀가루, 콩 등을 과잉 섭취할 때 생긴다.
  증상이 나타나는 부위에 따라 어떤 장기 이상인지 알 수 있다.
- 지성 피부, 건성 피부 모두 지방의 과잉 섭취가 원인이다.
- 건성 피부는 채소나 수분 섭취 부족이 원인일 수 있다.
- 손톱의 울퉁불퉁한 세로 선은 담낭 이상, 단백질 과잉, 염분 과잉 신호다.
- 눈밑이 툭 불거지는 것은 신장 이상 신호다.
- 눈밑이 두툼하게 처지면 위하수나 갑상선 기능 이상 신호다
- 양 눈썹 사이에 세로 주름이 생기면 간 기능 이상 신호다.
- 검붉은 입술은 짠 음식, 고단백 음식을 자주 섭취해 혈액이 탁해진 신호다.
- 코끝이 붓거나 모공이 두드러지면 심장계 이상 신호다.
- 눈이 시려 햇빛을 보지 못하면 간 기능이 약하기 때문이다.
- 근육경련이나 쥐가 잘 나면 간 기능이 약하다.
- 얼굴색이 검으면 신장 기능 저하가 원인이다.
- 얼굴색이 누러면 비장, 위장 기능 저하가 원인이다.
- 얼굴색이 창백하면 폐, 대장 기능 저하가 원인이다.
- 볼 색이 연분홍이면 심장 기능 저하가 원인이다.

- 얼굴색이 푸르스름하면 간 기능 저하가 원인이다.
- 저혈당증은 코 뿌리 부분에 검푸른 선이 나타난다.
- 대상포진은 면역력 결핍 신호다.
- 어지럼증, 심한 두통, 팔다리 무기력증, 발음 이상, 안면 마비 등은 뇌졸중의 전조증상이다.

2. 해독 과정의 호전반응을 즐겨라

우리 몸의 면역계는 수시로 변화하는 바이러스, 세균, 화학성분 등 늘 변화무쌍한 새로운 상황들에 끊임없이 노출되어 싸우고 있다. 호전반응은 면역계가 외부 침입자나 내부독소 등에 의해 손상된 몸을 회복시키기 위해 싸우면서 생기는 증상이다. 독소를 배출하는 과정에서 열나고 아프고 붓고 가렵고 붉어지는 증상을 나타낸다. 아픈 부위를 더 아프게 하고, 아팠던 부위를 더 아프게 하고, 아플 부위를 더 아프게 만드는 자연치유 반응이다.

호전반응은 건강한 몸으로 돌아가려는 몸의 회복 작용으로 화학약물에 의해 몸의 조절 시스템이 깨져 나타나는 증상인 부작용과는 근본적으로 다르다.

3. 호전반응 4단계

호전반응은 크게 이완반응, 과민반응, 배설작용, 회복반응으로 구분할 수 있다.

1) 이완반응

이완반응은 기운이 없고 몸이 늘어지며 무기력함과 어지럼증이 느껴지고 평소보다 잠이 많이 오는 호전반응을 말한다. 이완반응은 부족한 에너지를 다른 일에 뺏기지 않고 아껴서 치유에 전념하기 위한 몸의 반응으로 식욕부진, 기력 상실, 손발 냉증이 대표적으로 나타난다.

호전반응을 겪는 사람의 35%가량이 이완반응을 경험한다. 이완반응은 오래가지 않고 대개 일주일 안에 증상이 사라진다. 이완반응은 흐트러진 몸의 균형을 바로잡기 위한 과정이다. 이는 자동차가 달리고 있는 상태에서는 고장 난 부분을 고칠 수 없는 것과 같은 이치다. 몸이 늘어지고 자꾸 잠이 온다면 충분한 휴식을 취하고 잠을 푹 자야 한다. 그동안 몸의 기능은 균형을 찾고 안정을 이룬다.

2) 과민반응

호전반응을 겪는 사람의 18%가량이 과민반응을 느끼는데, 이때 심한 설사, 통증, 변비, 오한, 발열, 피부발진, 피고름, 두드러기, 식은땀, 불면증, 염증, 심한 눈곱, 악취 등의 증상이 따른다. 과민 반응이 나타나는 사람은 면역력이 약해져 있거나 지병을 앓고 있는 경우가 많다. 약해진 몸의 면역력이 갑자기 올라가면 몸에서 면역력 상승에 따른 급격한 변화가 일어난다. 그 결과 신경이 예민해져 잠을 못 이루거나 몸살이 난 것과 같은 증상을 느낄수 있다. 몸이 붓거나 비 오듯 땀이 나기도 한다.

일주일 이내에 증상이 사라지는 것이 보통이지만, 만성질환이 개선되는 경우에는 증상이 나타났다 사라지기를 반복하면서 오랫동안 지속하기도 한다.

3) 배설작용

배설작용은 평소에 오염된 환경에서 오랫동안 생활하거나 가공식품을 비롯하여 담배나 술 같은 나쁜 음식을 즐기거나 지병으로장기간 양약을 복용하거나 한 경우에 주로 나타나는 호전반응으로, 10%가량이 보이는 증상이다.

배설작용은 몸속에 축적된 독소, 노폐물, 피로유발물질, 중금속및 환경호르몬 같은 오염물질을 분해해 배출하는 과정을 말한다.배출된 독소는 상피조직 중 가장 약한 부분을 통해 올라오므로 상피조직에 속하는 피부, 소화기관, 호흡기 같은 곳에서 증상이 많이 발생한다.

이때 갑자기 눈곱이 많이 끼거나 평소와 달리 눈의 충혈이 나타나기도 한다. 또 피부에 가려움증, 발진, 두드러기, 뾰루지, 습진,여드름 등이 생긴다. 갑자기 살이 찌거나 팔다리가 저리고 몸 상태가 나빠질 수도 있다. 소화기관에서 배출작용이 일어나면 소변 색이 노랗게 변하고 설사, 변비, 복통 등이 나타난다. 호흡기 쪽으로 배출작용이 이루어지면 잔기침, 가래, 발열, 오한 등의 증상을 겪는다. 독소 중 약산성 독소는 폐로 배출되고, 강산성 독소는 신장과 피부를 통해 배출된다.

4) 회복반응

회복반응은 혈관에 응고되어 있던 응혈이 녹아 혈관을 따라 돌아다니다가 좁은 혈관을 다시 막거나, 그동안 혈액이 미치지 못하던 신체 조직 구석구석까지 혈액이 돌면서 갑자기 세포에 산소와 영양 공급이 증가하며 겪는 증상이다.

회복반응은 혈액순환이 원활치 않은 사람, 세포 재생이 정체되거나 느렸던 사람에게 나타나는 호전반응이다. 혈관으로 떨어져 나온 혈전이 혈액을 따라 돌아다니다가 손과 발 끝단의 좁은 혈관을 막으면 손발 저림, 손발 냉증 등을 유발한다. 또 두뇌 쪽 혈관을 막으면 두통, 구토, 이명 등의 증상을 유발한다. 막혔던 혈관이 뚫리면서 갑자기 세포에 많은 산소와 영양이 공급되어 나타나는 증상으로는 구토, 어지럼증, 손발 간지러움, 피부 따끔거림, 허물 벗겨짐, 갈증, 발열 등이 있다.

더러는 회복반응을 겪는 과정에 극심한 통증을 느끼는 사람도 있다. 이는 노화된 세포조직을 파괴하고 그 자리를 새로운 세포로

메우는 재생 과정에 느끼는 증상 중 하나다. 이런 증상은 보통 갑자기 나타났다가 3~4일 후 사라진다.

5) 헤링의 법칙

호전반응은 현대 서양의학에는 없는 개념이지만, 최근 들어 유럽의 자연의학계에서 '치유의 위기' 라는 개념으로 이를 수용하고 있다. 독일의 생리학자 헤링에 따르면 "모든 치유는 속에서 밖으로, 머리에서 아래로, 병이 발생한 역순으로 회복이 이루어진다."

처음 증상이 해소되면 과거에 아팠던 부위가 다시 아프다는 느낌을 받는 이유다. 오래전에 아팠던 부위의 남은 독소나 노폐물이 정화 배출되는 회복 과정에서 나타나는 증상이다. 과거에 앓았던 병력의 역순으로 나타난다. 맨 나중에는 오래되어 기억도 가물가물한 병소가 아프거나 가려운 증상이 나타났다 사라지면 호전반응은 끝을 맺는다.

이렇게 단계적으로 독소가 제거되는 이유는 간의 해독 능력 때문이다. 몸속의 독소는 신속하게 제거될수록 좋지만, 간의 해독 용량을 초과해서 제거할 수는 없으므로 독소의 최근 발생순으로, 다음으로 독소의 유해성 순으로 순서를 정해 제거하는 것이다.

6) 호전반응과 알레르기반응의 구분

생식이나 건강식품을 중단한 후 맥박을 점검하고 다시 생식을 진행하면서 맥박을 점검해, 생식 전보다 맥박수가 20회 이상 늘어나는 차이가 생기면 알레르기반응이고, 이에 못 미치면 호전반응이다.

두드러기, 가려움증, 발진, 통증 등의 증상이 나타날 때 섭취를 중단하여 증상이 사라지면 호전반응이고, 중단 후에도 불편한 증상이 계속되면 부작용으로 볼 수 있다. 이런 불편한 증상들을 몸속 독소의 양에 따라 심할 수도 있고 가벼울 수도 있지만, 건강식품을 섭취하면 반드시 일어나는 호전반응이 대부분이므로 크게 걱정할 필요 없다.

호전반응은 생식의 경우 2주 후에 나타나고 3~4일이 지나면 사라지지만, 독소가 많이 쌓인 경우는 20일에서 몇 달까지 가기도 한다. 병증의 회복 부위가 변하면서 시소 식으로 완화와 악화를 반복하기도 한다.

4. 해독 후 나타나는 변화

1) 소화가 잘된다

독소가 배출되면 스트레스 상태에서 벗어나게 되므로 자율신경의 균형이 회복되어 소화 기능 담당 부교감신경이 활성화된다. 그러면 먹은 것이 쉽게 소화되어 내려가며, 더부룩하고 가스가 잘 차는 증상이 사라진다.

2) 소변이 달라진다

독소 생성 과잉으로 제대로 처리되지 못한 것이 정상화되므로 오줌의 나쁜 냄새나 거품, 짙은 색 등이 줄어들고 맑아진다.

3) 대변이 달라진다

장내유익균이 증가하여 미생물의 균형이 정상 회복되어 황금색의 바나나 굵기의 변을 매일 1분 이내에 편안하게 볼 수 있게 된다.

4) 피로감이 줄어든다

체내 독소가 빠지면 혈액 흐름이 원활해져 산소와 영양소의 공급 부족 상태가 해소되어 굳은 어깨가 풀리면서 몸이 가벼워지고, 장시간의 노동이나 운동에도 쉽게 지치지 않는다.

5) 혈색이 좋아진다

탄력이 떨어지고 푸석하던 얼굴이 차분하게 정돈되고 얼굴색이 사랑에 빠진 연인처럼 맑고 밝고 화사해 보인다.

6) 몸이 따뜻해진다

해독작용으로 혈액 순환이 잘되어 영양소와 산소가 충분히 공급되면 에너지 생산공장인 미토콘드리아가 활발하게 가동된다. 그 결과 손발이 찬 증상이나 냉증이 사라지고 암세포가 자랄 수 없는 환경이 만들어진다. 만성질환이 호전된다.

7) 살이 빠진다

해독 과정에서 가장 두드러진 변화는 눈에 띄게 살이 빠지는 것이다. 부족한 소량영양소의 공급으로 지방이 제대로 태워지기 때문이다. 근육 손실이 아닌 체지방 감량으로 건강한 다이어트가 되어 요요현상에서 벗어날 수 있다.

8) 머리카락이 덜 빠지거나 새로 난다

해독작용으로 노폐물이 제거되고 영양소가 공급되면 진행되던 탈모가 멈추고 새 머리카락이 돋아난다. 모든 세포와 조직은 복원력을 지니지만, 산소와 영양소가 제대로 공급될 때만 능력을 발휘한다.

9) 성 기능이 향상되고 갱년기 증상이 완화된다

생식기는 모세혈관이 집중된 곳 중 하나로 해독이 되면 혈액순환이 원활해져, 여성은 극심한 생리통, 생리불순, 불임 증세가 사라지고, 남성은 발기부전, 성 기능 저하 등의 중세가 사라진다.

10) 머리가 맑아지고 두뇌 집중력이 향상된다

두뇌는 다른 장기보다 에너지 사용량이 월등히 많다. 그래서 해독이 되면 뇌에 미치는 효과가 커서 뇌 기능이 활발해지고 심신이 안정되면서 몸 상태가 회복된다.

11) 긍정적이고 밝은 성격이 된다

해독작용으로 혈액 순환이 원활해지면 몸이 편안해지고 머리가 잘 돌아가 집중력도 높아지니 일상이 순조로워 짜증과 신경질이 사라진다. 에너지 공급이 원활하니 긍정적 사고를 하게 되어 성격이 밝아진다.

12) 각종 질환이 완화되거나 완치된다

비만, 당뇨, 고지혈 등의 대사증후군과 뇌졸중, 심근경색 등 혈액순환 장애로 인한 장애, 알레르기 비염, 여드름, 아토피피부염 등 자가면역질환이 완화되거나 완치된다. 만성질환의 근본적 해결을 위한 치유의 바탕은 세포의 독소와 노폐물을 배출시키는 해독이다.

해독 과정에서 나타나는 호전반응의 증상들

호전반응은 명현반응이라고도 하며, 자연치유 과정에서만 나타난다. 호전반응은 대개 일주일 정도 나타났다가 사라지며, 만성질환자는 수개월에 걸쳐 몇 차례 반복적인 호전반응을 보이면서 질병이 호전되기도 한다.

1. 일반적인 호전반응

• 두통, 먹먹함

포도당 부족으로 현기증, 허기짐, 어지러움이 나타날 수 있다. 세포 재생 시 사혈이 배출될 때 산소와 영양이 부족해지면서 일시적으로 나타나는 증상이다. 오장육부의 재생으로 인해 뇌세포가 건강한 세포로 바뀌면서 영양과 산소, 호르몬의 운반이 정상화되면 두통이 사라진다. 두통이 심할 때는 모자를 써 보온을 하고, 찬 음식을 삼간다.

• 몸살 · 통증

저체온에 많이 나타난다. 통증은 체온이 상승하면, 몸 안의 독소를 처리할 수 있게 백혈구가 청소나 식균 활동을 하는 과정에서 발생한다. 몸살이나 통증이 발생할 때 반드시 따라오는 것이 오한이다. 몸 안에서는 열을 올리는 작업을 하고 있으니 외부에서도 몸을 따뜻하게 보호해달라는 신호다. 그러므로 몸살이 날 때는 반드시 몸을 따뜻하게 보호해 체온을 유지해야 효소 활동이 촉진되어 해독이 원활하게 이뤄진다.

• 무기력증

졸리고 나른하며 힘도 빠지면 독소 배출의 신호다. 오장육부의 재생, 특히 간장의 기능이 회복되는 과정에서 에너지와 영양을 저장하였다 뇌에 보내주는 장기인 간장이 병든 세포가 건강한 세포로 새살 갈이를 하는 동안 일시적으로 신체에 에너지와 영양을 보내지 못하기 때문에 무기력해지는 생리적인 자연치유 반응이다.

• 신경통, 요통, 관절통

막혔던 신경과 근육이 살아나면서 통증을 느끼는 신경이 재생되는 과정이다. 신경통과 호전반응은 통증을 동반하여 치유된다.

• 악취, 백태, 구취, 속 울렁거림

독소 배출은 간의 해독 능력에 크게 영향을 받는다. 강산성은 소변이나 땀구멍 등 분비샘을 통해 배출되기 때문에 몸이나 입에서 냄새가 심해진다.

• 졸음, 나른함

암세포, 독소, 노폐물 등이 제거될 때 막대한 에너지가 소모되면 피로감을 느끼면서 졸음이 온다. 또 몸 안에서 세포를 재생할 때 나타나는 호전반응이다. 오장육부의 재생, 특히 간장의 기능이 회복되는 과정에서 병든 세포가 건강한 세포로 바뀌는 반응이다.

• 부종

신장, 방광, 생식기, 요로의 병든 세포로 인해 혈액 정화 능력이 떨어져서 나타나기도 하고, 독소 배출의 증가로 독성 희석에 필요한 수분의 증가가 원인이 되기도 한다. 혈액 순환이 빨라지고 뇌하수체가 영양을 처리하기 위한 물을 확보하는 과정에서 발생하는 반응이다. 영양소 흡수와 배설 등 신진대사에는 많은 물이 필요한데, 특히 독소를 중화하는 데 필요한 화학반응 과정에서 가수분해 효소의 작용이 활발해지면서 부종이 생길 수 있다.

• 변비, 설사

독소 배출량의 증가로 세로토닌 생성이 원활하지 못해 장이 부풀면서 연동운동이 억제되면 변비가 나타난다. 변비의 경우 소장에 붙어있던 숙변들이 복통을 일으키며 떨어져 나와 배설되면서 자연스럽게 사라진다. 이때 변비가 심한 경우 가스로 인해 복부팽만감과 복통이 매우 심해지기도 한다. 설사 역시 장의 유해균을 몸 밖으로 밀어내는 일시적 현상으로 나타난다. 체외로 신속하게 암세포, 독소, 노폐물 등을 배출하기 위한 작용이다. 장내 부패 현상과 염증 상태의 장벽이 정상화될 때까지 설사는 계속된다.

• 피부발진, 두드러기, 뾰루지, 가려움, 허물 벗겨짐

몸 안의 독소를 배출하려는 해독의 일종이다. 치유 과정에서 독소나 노폐물이 피부를 통해 배출되는 과정에서 독소와 접촉이 일어나면서 가려움, 두드러기, 피부 염증을 일으킨다. 세포가 재생되는 과정에 독소, 노폐물, 병든 세포를 배출하는 현상이다.

• 충혈, 눈곱

간 기능이 회복되려는 증상으로, 눈에서 새 모세혈관이 형성되고 지방, 노폐물이 배출되는 현상이다. 눈에는 모세혈관과 시신경이 있는데, 그동안 혈관을 막고 있던 물질이 밖으로 밀려나오면서 충혈, 눈곱, 안구통 등이 발생한다.

• 잠이 오지 않음

뇌에 영양이 공급되면서 뇌가 균형을 맞추려는 호전반응이다. 과잉 속의 영양 불균형으로 그동안 굶주리던 장기로 영양을 공급하고, 그 영양의 30% 이상을 뇌로 보낸다. 뇌가 충분히 공급되는 영양을 사용하려 하므로 잠이 오지 않는다.

• 가슴 답답함

고지혈증이나 콜레스테롤 수치가 높은 경우, 중성지방이 높은 경우는 답답함을 느낄 수 있다. 혈행이 원활해지면 심장에서 혈액을 뿜어내는 양이 증가하기 때문에 일시적으로 나타나는 현상이다.

- 구토

주로 위하수, 위궤양, 위암, 위 천공 등 위장병이 있을 때, 영양소와 에너지가 충분하게 공급되면서 그동안 미뤄졌던 세포자살과 자가포식작용으로 병든 세포가 떨어져 나가면서 독소를 배출한다. 해로운 독소여서 본능적으로 몸 밖으로 신속하게 내보내려는 과정이 구토로 작용한다.

- 당뇨, 혈압, 간, 콜레스테롤의 수치 증가

혈관에 붙은 이물질이 떨어져나가면서 생기는 현상이다. 건강식품 등 소량영양소의 섭취에 따른 호전반응은 인체에 나타나는 행복한 호전의 메시지다. 호전반응 없이는 그 어떤 치유도 있을 수 없다.

- 갈색 변, 검정 변, 심한 악취의 변이나 혈변, 고름 변

죽은 세포, 숙변, 염증이 분해되어 해독되면서 배출되는 신호다. 장에 정체된 숙변, 노폐물 덩어리, 병든 세포 덩어리가 떨어지면서 약해진 모세혈관에 혈류가 늘어 흘러나온 피와 고름이 섞여 대변으로 나온다.

- 신경통, 요통, 관절통(불면증, 우울증, 짜증)

오장육부의 만성적 신경 퇴화에 의한 질환이다. 죽어 있던 세포나 막혔던 신경이나 근육이 살아나면서 통증이 나타난다. 줄기세포가 통증 부위로 모여들어 회복, 재생을 촉진하는 과정이다.

- 생리통

호르몬을 분비하는 난소, 간, 신장의 이상에서 발생한다. 자연치유 과정에서 정체된 독소, 중금속, 유해물질이 배출되면서 신경계를 자극하여 나타난다.

- 소변 거품(단백뇨, 혈뇨)

병든 세포나 세포 소기관이 교체되면서 주성분인 단백질이 소변으로 배출되는 과정에서 거품이 나타난다. 심한 만성질환자는 피와 함께 붉은 소변이 나오기도 한다.

• 일시적인 간 수치 상승

해독과 배설이 왕성해지면서 지방에 쌓였던 몸속 독소 배출량의 증가로 간의 해독 능력에 과부하가 걸려 간 수치가 일시적으로 올라가는 증상이 나타나는데, 15~30일이면 사라진다. 1차 해독 후 2차 해독이 원활하지 못하면 독소가 일시적으로 60배까지 증가할 수도 있다.

2. 질환별 호전반응

• 암일 때

암은 저산소, 저체온 환경에서 면역세포의 활동 저하로 자라난 비정상 세포덩어리다. 암 환자의 호전반응은 영양 공급 등의 자연요법으로 면역계가 활성화되어 암세포가 소멸하면서 나타나는 반응이다. 통증, 발열, 부종 등이 나타난다. 대장암이나 직장암은 암세포가 제거되면서 주변 모세혈관도 손상되어 혈변이 나온다. 간암일 때는 제거된 간암 세포나 노폐물 등이 입을 통해 배출될 때 잇몸 출혈도 동반한다.

• 산성 체질일 때

동물성 단백질 등의 산성식품을 많이 섭취하거나 스트레스를 많이 받으면 혈액의 pH가 7.4 이하로 떨어져 산성화되어 질환을 일으킨다. 이를 회복시키는 과정에서 빈뇨, 발적, 발진, 가려움증, 통증, 발열, 부종이 나타나며 특히 졸음이 심해진다. 갈증이 일거나 소변과 방귀가 잦아지기도 한다.

• 동맥경화, 고혈압일 때

머리가 무겁고 어지럼증이 찾아온다. 혈관이 복구되거나 확장되면서 현기증, 흉통, 두통, 가슴 답답증, 통증, 발열, 부종, 손발 저림, 코피, 혈압상승 등이 나타날 수 있다.

• 당뇨일 때

췌장의 베타 세포나 근육의 인슐린 수용체가 복구되면서 일시적 혈당 상승, 거품 오줌, 피로, 손발 저림, 현기증, 구내염, 발적, 발진, 가려움증, 통증, 발열이 나타나거나 손발이 붓는다. 배설하는 당분량이 많아지고 무기력해질 수 있다.

• 빈혈이 있을 때

여성의 경우 코피가 잦아질 수 있고 갈증을 느낀다. 숙면하지 못하고 꿈이 많아지며 윗배에 더부룩함이 나타날 수 있다.

• 소화 기능이 약할 때

스트레스나 독소로 위 점막이 손상되면 위염, 위궤양, 십이지장궤양이 생긴다. 음식을 섭취할 때 명치에 통증이 느껴지기도 하며 속이 더부룩하고 구토 증세가 나타날 수 있다.

• 알레르기 증상이 있을 때

스트레스와 독소를 제거하기 위한 면역세포의 활성화 과정에서 조절 T세포의 조절 작용 부족으로 과잉 항진된 면역세포가 피부 점막을 공격하여 나타나는 증상이다. 발적, 발진, 가려움증, 눈 충혈, 통증, 발열, 부종 등의 증상이 나타난다.

• 만성피로가 있을 때

구토 증세, 피부가려움증, 물집이 생길 수 있다. 배변 시 혈변이 나오기도 한다.

• 소변이나 생리 기능에 이상이 있을 때

자궁내막염, 자궁근종, 생리불순, 질염, 요도염, 전립선염 등의 질환이 있을 때 출혈, 주부습진, 발적, 발진, 가려움증, 통증, 부종, 발열이 나타날 수 있다. 얼굴에 물집과 여드름이 나기도 하며 다리가 붓기도 한다.

• 혈당 조절에 문제가 있을 때

배설 시 배설물에 당분이 많아지고 손발이 붓거나 무기력증이 찾아올 수 있다.

- 하지 정맥류, 치질이 있을 때

손상된 정맥혈관 세포가 제거되고 새로운 혈관 세포가 복구되면서 항 항문 출혈, 통증, 발열, 부종, 손발 저림, 발적, 발진, 가려움증이 나타날 수 있으며, 특히 배변 시 혈변을 볼 수 있다.

- 여드름이 심할 때

초기에는 여드름이 더 심해지기도 하다가 급격히 사라질 수 있다.

- 기관지가 약할 때

폐와 기관지는 분자 상태의 독소와 노폐물이 배출되는 통로여서 가장 손상되기 쉬운 조직이다. 기침, 가래, 통증, 발열, 부종, 구토, 객혈, 혈담 등의 증상과 함께 갈증과 어지럼증 구토 증세가 올 수 있다.

- 폐에 이상이 있을 때

갈증 구토 어지럼증이 나타나고 가래가 많아지며 짙은 색일 수도 있다.

- 정신적 스트레스가 심할 때

수면하려고 불안과 흥분 상태가 이어질 수 있다.

- 장질환이 있을 때

주로 장염으로 인한 장 누수가 발생한다. 암은 면역세포의 70% 이상을 가진 소장과는 거리가 멀고, 주로 면역세포가 거의 없는 대장에서 발생한다. 대장염 세포나 용종세포를 제거하는 과정에서 설사, 가려움증, 구토, 발적, 발진, 눈곱, 시력 저하, 눈 충혈, 통증, 발열, 부종이 나타난다. 병의 정도에 따라 차이는 있으나 설사가 잦아지기도 한다.

- 간 기능이 약할 때

스트레스와 독소는 간 상피조직을 파괴하여 간염, 간경화 등을 일으킨다. 간염세포, 간경화세포가 제거되는 과정에서 피로, 출혈, 잇몸 출혈, 항문 출혈, 발적, 발진, 구토 증세와 피부에 가려움과 물집이 생길 수 있다.

• 신경질환이 있을 때

스트레스와 독소에 의해서 뇌 신경세포가 손상되면 치매, 우울증, 조울증, 불면 등의 신경 증상이 나타난다. 이런 신경 질환은 장내 환경과 밀접하게 연관되어 있다. 불안, 초조, 흥분, 갈증, 통증, 발열, 부종 등의 증상이 나타난다. 환부에 통증이 느껴지고 팔다리가 저린 증상이 올 수 있다.

05. 해독은 어떨 때 누구에게 필요할까?

1. 대사증후군 및 만성질환자

손발이 차거나 만성피로, 만성퇴행성질환의 가장 큰 원인은 균형이 깨진 식단이다. 미네랄과 비타민, 항산화제, 섬유질이 부족한 식생활을 오랫동안 지속하는 것이다.

현대 서양의학의 대증요법은 박테리아, 바이러스 등에 의해 나타나는 증상은 신속하게 치료하지만, 저하된 몸의 기능을 회복하는 데는 한계가 있다. 식생활의 잘못으로 누적된 독소와 노폐물을 제거하는 유일한 방법은 해독이다. 해독을 통해 세포 안팎의 독소와 노폐물을 처리해야 세포의 기능이 회복된다. 급성전염성질병과는 다른 치유법을 사용해야 만성퇴행성질환은 해결할 수 있다. 부족한 영양 공급을 통한 해독만이 답이다.

2. 요요 없는 다이어트 희망자

밥을 조금 먹고 운동을 하는데도 살이 찌는 사람이 있다. 갑상선기능저하증 때문이거나 영양의 균형이 깨진 식사 때문인 경우가 많다. 당질 위주의 식사로 채소를 너무 적게 먹어 미네랄과 비타민이 부족하기 때문이다.

밥이나 빵 등 당질 위주의 식사는 배부르게 먹어도 입이 궁금하거나 허기가 진다. 거기다 섬유질도 부족하다. 섬유질 부족은 장내 미생물의 균형을 깨뜨려 '뚱보균' 이라고 하는 유해균을 번식시킨다. 섬유질 부족 식사는 변비를 부른다. 변비가 오래되면 장누수로 독소가 혈액으로 유입되어 간의 해독 기능을 떨어뜨려 몸에 염증을 일으킨다.

비만이라면 해독을 통해서 체중을 줄이는 방법이 가장 건강한 다이어트 방법이고, 요요도 예방할 수 있다. 많은 다이어트 제품이 약처럼 간단하게 하루 한두 알 먹는 간편함을 강조하는데, 이는 대부분 요요를 부를 수밖에 없다.

식생활, 그러니까 먹는 음식은 그대로 둔 채 당분이나 지방 흡수를 방해하는 다이어트 방법은 몸에 이롭지 못하다. 생리적 균형을 깨뜨리는 어떤 방법도 올바른 다이어트가 아니다. 식생활의 개선이 전제되지 않는 다이어트는 도루묵이 되어 요요를 부른다. 요요 없는 다이어트의 핵심은 다이어트가 아니라 식습관의 개선을 통해 영양 공급을 정상화하는 것이다. 그러면 체중 조절은 몸이 알아서 하는 것이다.

이것이 우리 몸이 가지고 있는 항상성이다. 이 방법만이 요요 없는 다이어트 비결이다. 원칙을 무시하면 지금 당장은 좋을지 몰라도 반드시 대가를 치르게 되어 있다. 그래서 식습관을 도외시한 편법 다이어트는 요요라는 보복을 반드시 부르게 되어 있다.

3. 임신을 계획하는 예비 산모

우리나라 가임 부부 7~8쌍 중 1쌍이 난임이라 한다. 여성의 경우 25세가 넘으면 임신 능력이 떨어지기 시작하여 35세를 넘기면 임신 능력이 급격히 떨어진다. 배출되는 난자의 질이 떨어지기 때문이다. 또 여성이 35세가 되면 자궁내막이 얇아져 수정란의 착상이 어려워진다. 남성 생식 능력도 35세부터 떨어지기 시작한다. 남자 나이 40세가 되면 정자 수와 질이 동시에 떨어져 임신해도 유산되기 쉽다.

기질적인 문제가 아닌 경우 난임의 1차 원인은 대개 부모의 건강에 있다. 식습관과 생활습관이 원인이 되어 체내에 독소가 쌓이면서 자궁의 건강까지 해친 것이다. 체내에 독소가 쌓이면 손발이 차지거나 자궁에 어혈이 발생하여 생리통이 생기고, 생리혈이 끈적하며 탁해진다. 그러면 자궁이 약해져 임신이 쉽지 않은 상태가 된다. 어혈은 자궁내막증, 생리불순, 자궁근종의 원인이 되며 난임까지 이르게 된다.

화학식품첨가물이 들어간 가공식품이 어혈을 만든다. 튀긴 음식, 과자류, 설탕이 많이 든 음식, 청량음료, 냉동식품, 편의점 식품 등이다. 이런 음식을 자주 섭취하면 장이 나빠지고 독소가 혈액으로 유입되어 탁하게 만든다.

4. 출산 후 몸매 관리

출산하면 새 생명을 얻는 큰 기쁨을 누리지만, 산모 10명 중 1명 꼴로 우울증을 겪는다. 인생에 대한 회의가 찾아오고 불면증, 소화불량, 기억력 및 집중력 저하 등을 경험한다. 이 산후우울증은 출산 후 기력이 쇠하거나 호르몬이 변화하면서 나타나는 증상이다.

산모에게 또 중요한 문제가 임신 전 몸매를 회복하는 일이다. 임신 후에는 평균 한 달에 2kg가량씩 체중이 증가한다. 출산 중 벌어진 골반은 출산 후 6주 정도 시간이 지나면 임신 전 상태로 되돌아가는 것이 정상이다. 운동 부족과 의자 생활 등으로 회복 탄력성이 떨어진 신체의 회복 능력을 해독을 통해 정상화해야 한다.

몸무게도 정상화되어야 하는데 모유를 수유하는 경우에는 해독에 신중해야 한다. 그렇지 않은 경우는 영양소의 균형이 잡힌 식사를 통해 체중이 정상을 회복하도록 관리해야 한다. 미네랄과 비타민, 항산화제, 섬유질을 충분히 공급받는 식사가 중요하다.

5. 성형 후 해독

　모든 수술은 크고 작음에 관계없이 마취와 생살을 절개해 극심한 스트레스로 생리적 불균형 상태를 불러온다. 성형수술도 마찬가지다. 통증과 부종이 따른다. 여성은 생리가 일시 중단되기도 한다. 수술 시 항생제로 장내세균이 다 죽는다. 이로 인해 과민성 대장증후군, 우울증, 불안증, 혈액순환장애, 아랫배 냉증, 수족 냉증 등에 시달린다.

　성형 후 가장 문제가 되는 부종은 일시적으로 순환장애가 일어나 노폐물이 증가하는 현상으로 조직 내에 림프액이나 세포간질액이 증가하는 상태를 말한다. 부종을 빨리 가라앉히고 수술로 투여된 항생제나 각종 약물의 피해를 해소하려면 신속하게 해독해야 한다.

　미네랄, 비타민, 항산화제 등의 영양소를 충분하게 섭취하면 수술 후유증을 최소화하고 장내 건강을 빠르게 회복할 수 있다.

제6장

자기 주도 건강관리의 핵심

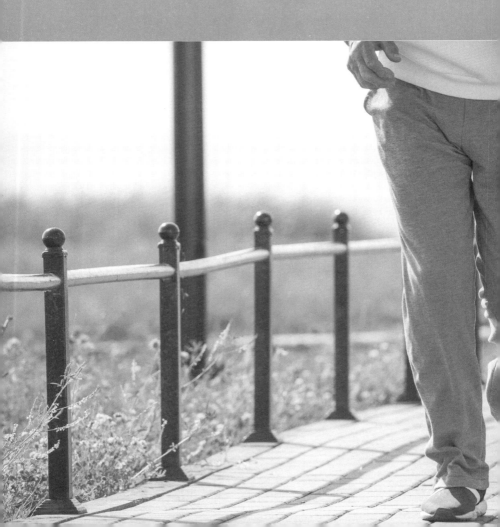

낮에 에너지를 대부분 써버려 파김치가 되면 밤에 노폐물을 청소하는 데 쓰일 에너지가 모자라게 된다. 다음날 활기차게 활동할 수 있는 상태로 몸을 회복하는 작업이 숨 가쁘게 진행되는 시간이 바로 잠자는 시간이다. 잠자는 동안에 독소 등 노폐물을 배출시키는 이 작업은 위 속에 음식이 있으면 제대로 진행되지 못한다. 그러니 밤늦게 음식을 먹는 식습관을 버려야 한다.

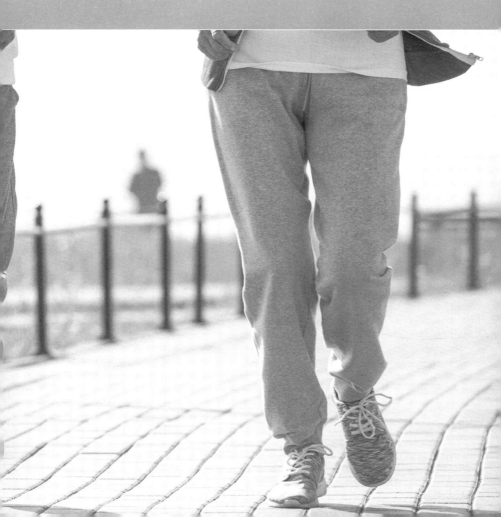

01. 식습관 개선하기

1. 식습관은 개선되어야 한다

　현대인의 질병 대부분은 흔히 만성질환이라고 말하는 생활습관병이다. 급성감염성질환을 제외한 질환 대부분이 식습관이나 생활습관의 잘못으로 영양 공급이 원활하지 못한 결과로 세포에 이상이 생겨 나타나는 병이다.

　이렇게 대부분의 질병 원인을 쉽게 정리할 수 있는 것은 우리 몸이 가진 항상성 회복 능력 때문이다. 우리 몸의 기본 단위인 세포에 이상이 생기는 이유가 영양 공급 부족으로 독소나 노폐물의 배출이 제대로 되지 못하고 쌓이기 때문이다. 필요한 영양소를 공급하면 우리 몸은 스스로 이 항상성을 회복하기 위해 쌓인 독소와 노폐물을 청소하여 정상화한다. 화학약물로는 할 수 없는 일이다.

2. 태우는 영양소와 태워지는 영양소의 균형

인체를 지탱하는 3대 영양소라고 하면 흔히 탄수화물, 단백질, 지방을 이른다. 여기서는 당질, 단백질, 지질로 명칭을 살짝 바꿔서 사용한다. 탄수화물에서 섬유질을 뺀 나머지가 당질이다. 지방은 고체 상태의 기름을 말하고, 지질은 고체와 액체를 모두 포함한 개념이다. 이 3대 영양소를 '태워지는 영양소'라고 한다.

태워진 3대 영양소는 몸속에서 에너지로 만들어져 대사작용과 체온 유지 등의 생명 활동을 지원한다. 물론 몸의 각 기관을 구성하는 구성물질로도 사용된다. 기관의 구성 단위인 세포는 당질이 1%이고, 나머지는 단백질과 지질이 각각 절반씩이다. 현대인의 가장 큰 문제이며 만병의 뿌리 역할을 하는 비만은 바로 이 3대 영양소가 쓰이지 못하고 몸속에 쌓여서 발생한다.

비만 환자의 대부분은 기력이 약해 늘 피로하고 움직이기 싫어한다. 영양 과잉이라면 힘이 넘쳐나야 정상인데 반대로 몸이 무거운 증상이 나타나는 것이다. 태워지는 영양소인 3대 영양소는 태우는 영양소인 소량영양소 미네랄과 비타민의 양에 따라 태워져 에너지로 사용될지, 지방으로 몸속에 저장될지가 결정된다. 태우는 소량영양소 부족으로 에너지 생산량이 필요한 만큼 만들어지지 못하게 되니 활동에 필요한 에너지 부족으로 피로하고 움직이기 싫어지는 것이다.

이런 현상이 왜 나타날까? 가장 큰 원인은 가공식품 때문이다. 가공식품은 만드는 과정에서 미네랄과 비타민이 소실되어 영양 불균형이 된다. 가공식품은 당질 위주의 재료로 만들어져서 과잉 섭취하면 비만을 부른다.

3. 무엇을 먹을 것인가?

어떤 음식을 섭취하느냐가 우리 몸의 건강을 결정한다. 내가 먹은 음식이 바로 나다. 우선 화학식품첨가물 같은 입맛을 유혹하는 이물질이 들어간 저질 음식을 피해야 한다. 그러고 나서 천연재료로 만든 음식을 섭취해야 한다.

1) 태우는 영양소

• 미네랄

미네랄은 인체의 성장과 유지 및 생식 기능과 효소 활동 촉진 작용에 필요한 탄소를 포함하지 않은 무기질로, 우리 몸의 4%가량을 차지하는 영양상 필수불가결한 물질이다. 미네랄은 우리 몸에서 합성되지 않으므로 반드시 음식을 통해 흡수해야 한다.

4%를 제외한 몸의 나머지는 산소 65%, 탄소 18%, 수소 10%, 질소 3%인 유기물로 이루어져 있다. 이 유기물의 화합물인 당질, 지

질, 단백질 등의 대량영양소가 30%가량을 차지하고 나머지 65% 가량은 물로 이루어져 있다. 당질, 지질, 단백질은 탄소, 산소, 수소, 질소로 이루어진 혼합물로 몸에서 합성할 수 있지만, 미네랄은 몸에서 합성할 수 없으므로 음식을 통해서만 섭취해야 한다. 미네랄은 단일원소 자체가 영양소다. 그래서 미네랄은 모두 음식을 통해서 섭취해야 하는 필수 영양소에 속한다. 우리 몸이 무기 미네랄을 이용하는 것은 생리적으로 불가능하므로 반드시 동식물에 있는 유기미네랄이 필요하다.

미네랄은 크게 대량미네랄과 미량미네랄로 구분한다. 체중의 0.5% 이상이거나 1일 섭취권장량이 100mg 이상인 미네랄을 '대량미네랄' 이라고 하고, 이 외의 미네랄을 '미량미네랄' 이라고 한다. 대량미네랄은 7가지로 칼슘, 인, 황, 칼륨, 나트륨, 염소, 마그네슘이다. 이들 대량미네랄은 몸의 약 3.5%를 차지하며 몸의 구성물질과 기능에 매우 중요하다. 이 중 칼슘이 1.5%, 인이 1%를 차지한다.

미량미네랄에는 철, 구리, 아연, 요오드, 셀레늄, 망간, 크롬, 불소, 붕소, 비소, 몰리브덴, 코발트, 주석, 규소, 니켈, 바나듐 등이 있다. 미량미네랄의 총량은 몸의 0.5%를 차지한다.

미네랄은 몸에 흡수되기 쉬운 정도에 따라 활성미네랄과 불활성미네랄로 구분한다. 공기나 물, 흙 속에 있는 미네랄은 대부분 사람이 흡수할 수 없는 불활성미네랄이고, 식물이나 동물, 어류에 함유된 미네랄이 사람이 흡수할 수 있는 활성미네랄이다.

미네랄은 식물의 광합성 작용에 따라 활성화하지 않으면 몸에서 소화될 수 없으므로 세포의 영양이 될 수 없다. 무기미네랄은 탄소와 결합하지 않은 미네랄을 말하고, 유기미네랄은 탄소와 결합한 것을 말한다.

식물이 땅속에서 흡수한 무기미네랄에 태양에너지를 이용해 물과 탄소를 화합해 만든 유기미네랄만 동물이나 사람이 신진대사에 사용할 수 있다. 땅에서 추출한 금속성미네랄은 겨우 5~8%가량만 위산에 의해 이온화되어 흡수되고 나머지는 소득 없이 몸 밖으로 버려진다.

식물에서 뽑은 미네랄은 열에 의해 잘 파괴되지 않으며 효소의 영양제로 제대로 활용되는 살아있는 미네랄이 된다. 물속에는 활성미네랄과 비활성 미네랄이 모두 포함되어 있는데, 대부분은 몸에서 쓸 수 없는 비활성미네랄이며 겨우 1%가량만 활성미네랄로 몸에서 쓰인다. 물 1톤 속에 함유된 활성미네랄의 양은 겨우 멸치 한 마리의 미네랄과 같을 정도로 적다.

• 비타민

비타민은 몸의 생리작용을 조절하는 보조 인자로 대량영양소의 대사를 도와주는 작용은 물론 세포 분열, 시력, 성장, 상처 치유, 혈액 응고 등 다양한 생리 기능을 돕는다. 체내에서 만들어지지 못하므로 음식을 통해 섭취해야 한다.

비타민은 크게 지용성비타민과 수용성비타민으로 나뉜다. 지용성비타민은 기름에 잘 녹는 비타민으로 A, D, E, F, K 등이 있다. 수용성비타민보다 열에 강하기 때문에 조리에 유리하고, 기름과 함께 섭취할 때 흡수가 잘 된다. 수용성비타민은 물에 잘 녹는 성질을 가진 비타민으로 비타민C와 비타민B_1, B_2, B_3, B_5, B_6, B_7, B_9, B_{12}가 있다. 수용성비타민은 대부분 몸에 저장되지 않으므로 매일 새로 복용해야 한다.

비타민B군 8종류는 따로 떨어져 있을 때보다 함께 모여 작용할 때 더 강력한 상승 효과를 발휘한다. 섭취 효율을 극대화하려면 비타민B_1, B_2, B_3를 같은 양으로 먹어야 한다. 가령, 비타민B_1이 100mg이면, 비타민B_2, 비타민B_3도 100mg으로 같은 양이어야 한다. 현대인은 대부분 미네랄과 비타민 결핍을 겪는다. 그러므로 비타민만 먹을 게 아니라 미네랄도 함께 먹을 필요가 있다.

tip [알아두면 유익한 건강정보]

비타민의 종류와 효능, 그리고 먹는 법

• 특별히 운동량이 급격히 늘어날 경우는 2시간 간격으로 비타민B군 100mg 고함량을 섭취하면 허벅지에 알배기는 일을 막을 수 있다.

• 멀미를 완화하는 B1, B2는 스트레스를 풀어주고, 혀나 입술, 입안이 헐었을 때 백내장을 예방하고, 당질, 지질, 단백질의 신진대사를 활성화한다.

- 피부 건강에는 비타민B3와 비타민C, 비타민D가 도움이 된다. 니아신(비타민 B3)이 부족하면 성격이 부정적으로 변한다. 비타민B3는 성호르몬을 합성하는 데도 필요하며, 뇌 기능과 신경계를 유지하는 데도 필수적이다. 메니에르병 환자들의 어지럼증을 완화하고, 중성지방과 콜레스테롤 수치를 낮춘다.

- 비타민B5(판토텐산)는 손발 저림에 도움을 준다. 세포의 생성을 돕고 중추신경계를 강화한다. 지질과 당질을 에너지로 전환하는 필수 영양소다. 알레르기 증상에는 비타민C와 함께 1000mg의 고함량 비타민B5를 섭취하면 도움이 된다.

- 비타민B6는 단백질 흡수를 돕는 비타민이다. 단백질 소화에는 위산의 작용도 중요하다. 항체와 적혈구를 만드는 데 필요하다. 섬유질을 분해해 장내유익균이 B6를 합성한다. 호모시스테인 수치를 낮춘다. 면역 체계를 강화하고 신장 결석을 예방한다. 아침 메스꺼움에 B6가 도움이 된다. B6는 B1, B2와 같은 양을 섭취하는 것이 효과를 높인다. 파킨슨병에 사용하는 레보도파를 복용하는 사람은 비타민B6를 먹어서는 안 된다.

- 모든 비타민 B는 항생제 흡수를 방해한다. 비타민B9(엽산)은 기형아 출산을 막아준다. 임산부가 비타민B9를 섭취할 때는 반드시 B6, B12와 함께 섭취해야 하고, 꼭 천연의 메틸 엽산을 섭취해야 한다. 호모시스테인 수치를 낮추고 심장질환의 위험을 줄인다. 빈혈을 막아준다. 아스피린, 에스트로겐을 복용하고 있다면 엽산 섭취를 늘리는 것이 좋다.

- 비타민B12(코발라민)는 신경을 안정시켜준다. 위에서는 잘 흡수되지 않지만, 칼슘과 결합하면 흡수가 잘 된다. 갑상선 기능이 정상적일 때 흡수가 잘 된다. 즉 갑상선기능저하증이 있으면 비타민B12 부족으로 악성빈혈이 생길 수도 있다. 에너지 생산에 중요한 역할을 한다.

- 몸속 산화물질을 비타민E가 환원시키면서 자신은 산화되는데, 이 산화된 비타민E를 비타민C가 복원시키며, 산화된 비타민C는 비타민 A가 복원시키는

작용을 한다. 당근에 많이 함유된 비타민A는 세포의 재생을 촉진한다. 이때 레몬과 당근을 함께 즙을 내 섭취하면 피부 미용에 도움이 된다. 비타민 결핍증으로 나타나는 증상은 감기, 피부 각화, 입술 터짐, 야맹증, 각기병, 피로, 무기력, 소화 장애, 구각염, 에너지 생산 저하, 악성빈혈 등이 나타난다.

• 비타민A 부족은 야맹증, 비타민D 부족은 곱사병, 비타민E 부족은 불임, 비타민B1 부족은 각기병, 비타민C 부족은 잇몸병을 일으킨다.

• 꿈을 꿔도 잘 기억이 안 나는 것도 비타민B6 부족이 원인이다. 엽산(B9)은 아미노산 합성에 필수 성분으로 부족하면 세포 분열과 성장에 결정적 영향을 미친다. 따라서 산모가 엽산을 섭취할 때는 반드시 피리독신(B6), 코발라민(B12)과 함께 같은 양을 섭취해야 신경 손상 등의 부작용 없이 효과를 볼 수 있다. 엽산은 반드시 천연 엽산을 섭취해야 한다.

• 비타민C는 세포 결합력을 튼튼히 하고 혈관을 건강하게 만들며, 미네랄 흡수율을 높인다. 비타민C는 하루 3000mg 이상의 고함량 섭취를 권장한다.

• 비타민B군은 각각 100mg 이상의 고함량 제품을 선택한다. 지용성비타민은 몸에 축적되므로 과잉 섭취를 피하라고 하지만 현실은 오히려 부족에 시달리는 경우가 더 많다. 특히 가공식품을 자주 섭취하는 경우에는 지용성비타민의 공급을 늘려야 한다.

• 비타민D(칼시페롤)는 혈중 농도가 낮으면 식욕조절호르몬이 줄어들어 과식할 수 있다. 60세 이상인 사람은 비타민D를 하루 800~1000IU 더 늘려 섭취하는 것이 바람직하다. 비타민D의 수치가 낮은 임산부는 자연분만이 어려워 제왕절개를 할 가능성을 높인다. 비타민D는 비타민A, 비티민C, 콜린, 칼슘, 인 등과 함께 섭취할 때 최상의 기능을 할 수 있다.

• 비타민E(토코페롤)는 항산화 작용을 통해 노화를 지연시킨다. 비타민A와 함께 작용해 폐를 보호한다. 백내장의 위험도 줄여준다.

• 효소

3대 영양소인 당질, 지질, 단백질은 몸의 구성성분으로 사용되기도 하지만, 주로 에너지를 만드는 원료로 사용된다. 이들 3대 영양소는 자동차에 비유하면 연료에 해당한다. 자동차에 연료를 주입했다고 굴러가지 않는 것처럼 우리 몸도 마찬가지다. 우리 몸은 섭취한 음식으로부터 몸에 필요한 영양소를 뽑아내 사용하고, 불필요한 노폐물은 배설하면서 끊임없이 정화·재생한다.

이런 생명 활동이 신진대사다. 신진대사는 일련의 화학반응으로, 효소 없이는 불가능하다. 화학반응은 분해 과정인 이화작용과 합성 과정인 동화작용으로 나뉜다. 이화작용은 포도당, 지방산 등의 영양소를 분해해 에너지를 뽑아내는 과정으로, 에너지를 생산하면서 발생한 쓰레기인 이산화탄소와 물은 몸 밖으로 배출한다. 동화작용은 근육, 인대, 뼈, 장기 등의 조직이나 기관을 조립하는 작용이다. 이때 이화작용으로 만들어진 에너지를 사용한다. 동화작용과 이화작용의 화학반응은 모두 효소에 의해 이루어지는 생명 활동이다.

우리는 효소가 없이는 살아갈 수 없다. 당질, 지질, 단백질의 3대 영양소를 아무리 잘 먹는다 해도 효소가 없으면 소화해서 흡수하는 일은 불가능하다.

활발한 신진대사로 건강하게 장수하려면, 외부로부터 호흡을 통해 충분한 산소를 공급하면서(세포막의 건강이 중요) 체내 대사 효소가 원활하게 활동할 수 있도록 효소가 살아 있는 건강한 음식을 섭취하는 일이 중요하다.

2) 태워지는 영양소

• 당질

탄수화물은 당을 기본으로 하는 물질의 총체적인 표현으로, 당은 크게 두 가지로 나뉜다. 하나는 소화액으로 소화할 수 있는 당, 즉 단당류와 이당류다. 다른 하나는 소화액으로 소화할 수 없고 장내미생물의 먹이로 공급되는 다당류다. 흔히 섬유질로 불리는 다당류에는 올리고당과 이눌린이 있다. 여기서는 태워지는 영양소인 단당류와 이당류를 묶어 당질로 부르기로 한다.

한 가지 당류로 구성된 물질인 단당류는 탄소 수에 따라 3탄당부터 9탄당까지 있다. 포도당은 6개의 탄소로 이루어진 대표적인 6탄당이다. 포도당은 쌀·보리·밀·옥수수 등의 곡류와 감자·고구마 등의 뿌리채소, 바나나·복숭아·수박·포도 등의 단맛이 강한 과일 등 우리가 섭취하는 식품 대부분에 들어 있다. 전분, 올리고당, 섬유질도 포도당을 바탕으로 만들어진다. 과당은 과일을 비롯한 식물에 많이 함유되었으며, 설탕, 꿀, 액상과당은 모두 과당이 포함되어 있다.

당질은 산소가 없을 때 작동하는 비상 에너지 시스템인 해당계 에너지 시스템과, 산소가 있을 때 작동하는 상시 에너지 시스템인 미토콘드리아계 에너지 시스템에서 모두 연료로 사용된다. 산소가 없을 때는 물론 산소가 있을 때도 에너지 생산에 동원된다.

포도당은 우리 몸에서 가장 중요한 에너지원이다. 그래서 포도당이 없을 때는 간에서 신생합성 작용을 통해 지질이나 단백질을 원료로 포도당을 만든다. 이렇게 만들어진 포도당은 적혈구와 뇌 세포에 우선 공급되어 에너지 생산에 쓰인다.

그런데 가공식품의 단순 당을 과잉 섭취하게 되면 인슐린 폭탄으로 인해 포도당 신생합성도 할 수 없고 지질도 에너지원으로 쓸 수 없는 에너지원 부족 상태에 빠져 저혈당증으로 쇼크의 위험에 노출된다. 단순 당의 과잉 섭취는 비만의 원인이 된다. 포도당 과잉 섭취는 미네랄과 비타민의 과잉 소비를 불러 이들 태우는 영양소를 고갈시킨다. 미네랄과 비타민이 부족하면 포도당은 태워지지 못하고 지방으로 저장되어 체중을 늘리는 원인이 된다.

당 사슬은 당단백질이나 당지질 형태로 세포막에서 신호 수신 기능을 한다. 지질을 주로 운반하는 알부민을 제외한 혈액의 단백질도 모두 당단백질이다. 당 사슬은 쌀 등의 곡물류, 표고버섯 등의 버섯류, 미역, 다시마 등의 해조류에 많다.

• 지질

지질은 에너지원이자 가장 큰 에너지 연료 저장고다. 보통 몸속에 평균적으로 체지방 10kg가량 저장하고 있다. 체지방으로 저장된 지질은 중성지방이다. 중성지방은 글리세롤 1분자에 지방산 3분자가 결합한다. 에너지원으로 쓰일 때 글리세롤은 분해되어 포도당이 되고 지방산은 케톤체로 바뀌어 에너지를 만들기 위해 태워진다. 이때도 미네랄과 비타민이 충분히 공급되어야 태워지고, 부족하면 다시 중성지방으로 저장되어 비만의 원인이 된다.

지질은 g당 9kcal를 내는 가장 효율적인 에너지원이다. 당질이나 단백질의 g당 4kcal보다 두 배 이상 높은 효율을 가진다. 우리 몸이 여분의 에너지원을 지방으로 저장하는 이유는 효율성 때문이다. 지질은 유산소 상태에서만 에너지원으로 쓰이기 때문에 미토콘드리아 에너지 시스템에서 연료로 쓰인다. 세포막의 구성성분인 포화지방, 불포화지방, 콜레스테롤은 모두 지방산을 원료로 구성된다.

세포막을 구성하는 불포화지방산의 가장 중요한 역할은 산소 흡착 능력이다. 건강한 모체불포화지방산만이 이 역할을 해서 미토콘드리아에서 에너지를 생산할 수 있도록 산소를 공급한다. 모체불포화지방산인 오메가-3, 오메가-6는 물론 오메가-9도 충분히 섭취하는 것이 산소를 원활하게 공급하는 방법이다. 냉압착 생들기름, 참기름, 냉압착 엑스트라버진 올리브유를 꾸준히 섭취하는 습관을 들이는 일이 중요하다.

풀 먹인 가축의 포화지방도 섭취해야 한다. 건강한 포화지방은 결코 동맥경화의 주범이 아니니 안심하고 먹어도 된다. 미네랄, 비타민, 항산화제, 섬유질과의 균형까지 생각하며 섭취하면 거의 완벽하게 먹는 것이다.

• 단백질

g당 4kcal의 열량을 내는 단백질은 에너지원으로는 당질과 같지만, 에너지원의 역할보다는 우리 몸의 구성물질이나 조절물질의 역할이 더 크다. 단백질은 탄소·수소·산소로만 이루어진 당질·지질과는 다르게 질소가 추가된다. 그래서 단백질을 '질소화합물'이라 한다.

단백질은 우리 몸에서 생명 활동을 위해 필요한 효소, 호르몬, 면역 물질 등 다양한 기능의 조절물질과 뼈, 근육, 인대, 연골, 피부 및 모발 등 역할을 하는 영양소다. 식품 속 단백질을 아미노산의 형태로 흡수하여, 생체 내에 필요한 구성물질이나 조절물질로 재합성하여 사용하는 것이 단백질 대사다. 우리 몸에는 10만 종이 넘는 단백질이 존재하면서 각기 다른 기능을 발휘한다.

3) 더 중요한 영양소

• 섬유질, 올리고당

불과 수십 년 전만해도 음식과 질병은 별로 연관성이 없다고 전문가들은 말했다. 이때 데이비드 루벤 박사가 '섬유질이 많은 음식을 먹어야 한다' 고 처음 논문을 발표했을 때, 미 과학진흥협회로부터 '고섬유질 음식은 창자를 갈기갈기 찢고 간암을 유발할 것' 이라면서 맹공을 가했다. 1986년에는 세계적 권위의 암센터인 메모리얼 슬론-캐터링 암센터가 '암치료와 식단은 관련성이 없다' 고까지 발표했다. 참으로 믿기지 않을 것이다. 그때는 그랬다. 지금도 음식은 처방약에 비할 바가 못 된다.

우리 몸이 미생물과 공존하는 것이 생명 활동에 얼마나 중요한지를 단적으로 증명하는 근거가 바로 모유에 함유된 올리고당 성분이다. 모유의 성분 중 세 번째로 많은 올리고당은 태아를 위한 영양소가 아니라 태아의 장내에 번식하게 될 미생물의 먹이로 공급된다.

태아는 엄마 배에서는 무균 상태로 있다가 태어나면서 엄마로부터 미생물을 옮겨 받는다. 유아기는 아직 면역기능이 미성숙 상태이기 때문에 장내유익균의 도움이 꼭 필요하다. 그래서 장 내에서 유익균이 성장할 수 있도록 먹이를 공급하는 일이 태아 건강에 매우 중요하다. 이런 이유로 부족한 면역력을 보충해 줄 장내유익균에게 먹이를 공급하기 위해 모유에 올리고당이 함유된 것이다.

장 내에서 살아가는 미생물은 주로 인체의 소화력으로는 소화되지 않는 올리고당과 섬유질을 먹이로 쓴다. 공생하기 위해 서로의 먹이를 훔치지 않는 평화를 추구한다.

장내미생물이 먹이로 사용하는 섬유질은 섬유질 중에서도 물에 녹는 수용성섬유질이다. 엄마로부터 물려받은 장내유산균은 모유 성분 중 올리고당을 먹고 자란다. 산모에게서 처음 나오는 모유를 '초유' 라고 하는데, 이 초유가 아기의 장을 움직이게 하는 연동운동을 일으킨다.

모유는 대장 속을 유산균이 살기 좋은 산성 환경으로 만들어 장을 건강하게 한다. 대장 속이 모유의 올리고당에 의해 산성이 되면 유산균은 쑥쑥 성장하지만, 반대로 알칼리성이 되면 유해한 대장균이 번식하기 쉬워진다.

분유는 모유와 같은 올리고당을 공급하지 못하는 경우가 대부분이기 때문에 대장의 환경이 나빠지기 쉽다. 그래서 모유로 지란 아이와 그렇지 않은 아이는 병에 걸리는 비율이 다를 정도로 건강 상태가 차이가 날 수 있다. 세상의 어떤 분유도 모유보다 좋은 제품은 없다. 그래서 모유 수유가 중요하다.

장내유익균은 몸에 중요한 대사산물인 비타민과 항산화제 등의 영양소를 공급하고 장내 환경을 깨끗하게 유지하여 염증을 억제하고 면역력을 높여준다. 섬유질에는 물에 녹는 수용성, 물에 녹지 않는 불용성이 있다. 몰에 녹는 수용성은 과일과 채소, 해조류와 버섯에 함유된 섬유질이다. 불용성섬유질은 주로 곡물의 껍질에 분포한다. 불용성섬유질은 끝이 날카로워 섭취했을 때 장벽에 상처를 내 소화 장애를 일으키는 문제가 있다.

또 곡물 껍질의 섬유질인 불용성섬유질은 미네랄, 즉 칼슘, 철분, 인, 아연, 질소, 지질과 콜레스테롤을 흡착하여 몸 밖으로 배출해버리기 때문에 영양 결핍을 초래한다. 통곡물을 너무 많이 섭취하면 소화불량을 일으키고, 영양 결핍까지 초래할 수 있다.

• 물

가공식품이 식탁을 점령하면서 가장 큰 변화는 물을 별도로 먹어야 한다는 사실이다. 식재료 대부분은 수분이 80~90%를 차지하는데 우리는 마른 음식인 스낵, 과자, 육포 등의 간식과 수분함량이 부족한 빵 등 가공식품 들을 주로 먹다 보니 생수병을 들고 다니는 현상이 나타난 것이다. 당질 위주의 식사나 짠 음식은 대사기능을 떨어뜨리고 갈증을 유발한다.

물은 몸의 70%를 차지하는 가장 중요한 구성 물질이다. 물은 음식의 소화와 흡수, 영양소의 운반과 사용, 독소와 노폐물의 배출을 돕는다. 특히 뇌, 심장, 근육, 간 등의 장기는 80~90%가 넘게 물로 채워져 있다. 인체의 부위별로 필요한 물의 양을 살펴보면, 폐 90%, 혈액 82%, 피부 80%, 근육 75%, 뇌 85%, 뼈 22%다.

혈액 생성과 순환, 신경 전달, 물질대사, 체온 조절 작용, 노폐물의 분해 및 배출 등에 결정적인 영향을 미친다. 몸에 물이 부족하면 쉽게 피로 증상이 나타나며, 피부와 관절이 건조해지고, 집중력이 떨어지는 현상이 나타난다. 단기적으로는 변비가 나타나고, 장기적으로 결석을 만든다. 물이 부족하면 열량 연소 속도도 떨어지며, 영양분 흡수도 원활하지 못하게 된다. 위염이나 위궤양이 없는데 속이 쓰린 경우는 물이 부족하니 물을 달라는 몸이 보내는 신호다. 대개 하루 1.5리터의 물을 마시라고 하지만, 체질에 따라 필요량이 다르므로 물을 억지로 많이 마실 필요는 없다.

• 항산화제

우리 몸의 자연 방어체계에는 효소 항산화 방어체계와 비효소 항산화 방어체계가 있다. 활성산소를 병원체 제거 무기로 사용하는 산화 방어체계와 활성산소의 피해를 복구할 수 있는 항산화 방어체계를 우리 몸은 동시에 가지고 있다. 일반적으로 이 둘은 균형이 이루어진다.

그러나 활성산소의 과잉으로 세포 손상이 자연 복구 능력을 넘어서도록 심해지면 세포자살도 일어난다. 스트레스, 노화, 가공식품 섭취로 산화 방어체계가 항산화 방어체계보다 강력해지면 산화 스트레스가 발생해 피로나 질환을 유발할 수 있다.

우리가 섭취한 음식물이 소화되어 에너지를 만드는 과정에서도 활성산소나 과산화수소 등의 산화제가 생성된다. 정제 곡물이 몸에 해로운 이유는 정제되면서 산화 스트레스를 조절하는 항산화 기능이 있는 미네랄, 비타민, 섬유질 등의 영양소가 대부분 사라져 부족한 대신 혈당과 인슐린 수치를 급격하게 높여 활성산소를 양산하는 당질 위주의 영양 불균형이 초래되기 때문이다.

만성 스트레스에 시달리는 직장인이 혈당지수가 높은 가공식품을 섭취해 식이 스트레스까지 겹치면 세포 복구 메커니즘이 회복 불능 상태로 망가져 산화 스트레스가 급증하면서 노화와 질환으로 진행된다.

무엇보다 불안, 과로 등의 정신적 스트레스, 빵, 튀김 등의 정제 가공식품으로 인한 식이 스트레스, 여기에 노화가 겹치면, 항산화제 중에 효능이 가장 뛰어난 글루타티온의 농도를 떨어뜨려 간의 해독작용을 어렵게 만들면서 독소와 노폐물이 몸속에 축적된다. 글루타티온은 간의 2차 해독작용에서 가장 중요한 물질이다. 글루타티온에 함유된 황은 활성산소를 중화하고 세포 손상을 방지하며 항상성 회복 등의 항산화 작용을 한다.

4. 어떻게 먹을 것인가?

소화되지 못한 음식은 몸에 해를 끼치는 독소로 작용한다. 나쁜 음식은 피하고 좋은 음식을 골라 적극적으로 섭취하는 노력이 필요하다.

1) 소화의 기본은 꼭꼭 씹는 일이다(침의 중요성)

음식은 왜 꼭꼭 씹어 먹어야 할까? 씹을수록 흡수율이 높아지기 때문이다. 먹는다고 영양이 아니고 흡수되어야 영양이다. 바쁘다는 핑계로 끼니를 대충 때우는 잘못된 과거와 단절하지 못하면 건강한 미래는 없다. 입맛을 속이는 식품과 단절하지 못하면 날씬한 허리는 없다(대사증후군에 빠진다).

1960년대 이후 가공식품 시대가 되면서 부드럽고 맛있는 음식이 쏟아져나와 씹는 일이 줄어들고 있다. 유화제 등의 식품첨가물을 사용하여 부드럽게 만드는 기술이 발전하면서 우리는 부드러운 음식에 길들여졌다. 씹는 일이 귀찮아질 정도다. 음료와 빵 하나면 별로 씹지 않고 한 끼를 해결할 수 있게 된 것이다.

우리 몸의 대사를 담당한 세포의 활동성을 결정하는 것은 무엇일까? 바로 호흡과 음식이다. 이 중에서도 의식적으로 조절할 수 있는 것은 음식뿐이다. 따라서 어떤 음식을 먹느냐가 세포의 활동성을 결정한다.

동물이 먹는 음식의 재료가 주로 식물이다. 아무리 좋은 음식도 충분히 씹지 않으면 좋은 음식의 의미가 사라질 수 있다. 흡수되어야 영양의 가치를 하기 때문이다. 꼭꼭 씹어 섬유질로 되어 있는 세포막을 터뜨려야 세포 속의 영양소가 가치가 있으며 흡수가 되는 것이다. 아무리 단단한 음식도 튼튼한 이로 씹으면 잘게 부서진다. 이런 강력한 분쇄 작용을 하는 이가 충치나 영양 상태가 나빠 시리거나 아프면 제대로 씹을 수 없게 된다. 그러면 덜 씹힌 음식은 위로 들어가 소화 시간이 길어지고 위는 피로하게 된다.

이런 현상이 계속되면 위장의 활동력이 떨어지고 무기력해져 위장질환으로 진행된다. 그러니 위장 기능을 정상적으로 유지하려면 과식 야식을 피하는 것과 함께, 꼭꼭 씹어 먹어야 한다.

꼭꼭 씹어야 하는 또 하나의 중요한 점은 씹을 때 나오는 침이다. 피와 땀과 눈물 그리고 침 중에 흘러나오면 다시 삼키는 것이 침이다. 고서의 회진법(廻津法)에서 말하기를 피, 땀, 눈물, 정액은 모두 한번 나오면 다시는 거둬들일 수 없으나, 오직 침만은 다시 거둬들일 수 있다고 하였다. 다시 거둬들인다는 뜻은 생명을 살린다는 의미다. 차경남 선생은 《인문학으로 만나는 몸 공부》에서 이렇게 소중한 침을 뱉는 일은 정말 잘못된 일이라고 말한다.

침은 효소덩어리로, 강력한 소화 작용을 한다. 부드러운 음식을 잘 씹지 않고 먹거나 청량음료나 우유 등으로 음식을 넘겨 버리면 침 분비가 부족해 소화가 잘되지 않을 뿐만 아니라 뇌가 포만감을 감지하기 전에 과식하게 되므로 쉽게 비만해질 수 있다.

침은 중요한 소화제일뿐더러 소독제이기도 하다. 잘 씹어야 침의 분비가 활성화되고, 분비된 침 속의 성분들에 의해 독소를 제거하고 암에도 잘 걸리지 않게 된다.

2) 과식, 간식, 야식, 폭식하지 마라 (위를 쉬게 하라)

소화기관의 총 표면적은 2,000㎡에 이른다. 입에서 항문까지 음식물의 소화기관 통과 시간은 사람마다 차이가 있지만, 대략 남자는 55시간, 여자는 대개 72시간이 걸린다. 위가 지금처럼 음식물을 포식해보기는 700만 년 인류사상 처음이다. 지금처럼 식사를 빨리 해치운 적도 없었다. 가공식품 덕분에(?) 성인의 80%가 20분 이내에 식사를 마친다고 한다.

재난이나 전쟁 중의 식사가 아니라면 위는 이렇게 순식간에 음식이 쏟아져 들어오는 것을 경험한 적이 일찍이 없다. 거기다 간식에 야식에 줄기차게 위를 채우는 경험도 위는 예전에 겪어보지 못한 일이다. 거기다 더해 무슨 음식의 종류는 그렇게 다양하게 들어오는지 위는 멀미 날 지경이다. 우리 위는 새로운 음식에 쉽게 적응하지 못한다.

소화관은 수시로 비워져야 한다. 식사 후 소화하고 나면 소화기관은 쉬어 줘야 다음 식사시간에 제대로 다시 일할 수 있다. 그런데 중간에도 계속 뭔가를 먹어대면 지쳐서 태업하게 되는 것이 소화불량이다. 위가 지쳐서 운동능력이 떨어지면 위산의 분비가 늘어 역류성식도염이나 위염 등의 증상으로 불편해진다. 소화가 제대로 이뤄지지 않으면 소장에서 영양 흡수가 원활하지 못하게 되고, 그러면 많이 먹어도 영양 부족 상태가 되어 쉽게 피로해지고 짜증이 난다.

수면하려면 체온이 떨어져야 하는데, 음식을 새로 섭취하면 체온이 올라가서 쉽게 잠들지 못하게 만든다. 어떤 음식을 먹느냐, 어떤 순서로 먹느냐, 얼마 동안 먹느냐도 중요하지만, 얼마 동안 공복 시간을 갖느냐가 더 중요하다.

우리 몸은 활동과 휴식의 조화를 이뤄야 건강하다. 소화기관도 마찬가지다. 영양소를 흡수하는 먹는 일만큼 중요한 일이 흡수된 영양소로 대사를 하면서 생긴 노폐물을 배출하는 것이다.

노폐물 배출은 위장이 비어 있어야 가능하므로 음식을 먹는 시간과 공복 시간의 균형이 중요하다. 그래서 노폐물 청소를 위해 12시간 공복을 유지하라는 것이다. 비워야 제대로 채울 수 있는 것이 자연의 이치다. 비우지 않고 채우면 병이 된다. 그래서 위를 쉬게 하는 배려가 필요하다.

3) 아침 식사에는 기다림이 필요하다

전날 저녁에 과식했거나 늦게까지 회식을 했다면 아침밥은 굶는 것이 좋다. 대신 물은 충분히 마셔야 한다. 1잔의 알코올을 분해하는 데는 물 7잔이 필요하다. 아침을 먹어야 한다면, 채소 주스 한 잔 정도가 알맞다. 미네랄 비타민 보충이 필요하기 때문이다. 채소 주스를 마실 상황이 안 되면 미네랄과 고함량의 비타민B군과 비타민C를 섭취하는 것이 좋다.

아침에 탄수화물을 공급해야 한다는 생각은 지워라. 아침 식사는 서두르지 않는 것이 좋다. 기다림이 필요하다. 잠을 깨우는 호르몬인 코티솔이 새벽 4시경부터 나오기 시작해 6시에서 8시 사이에 집중적으로 분비되는데, 이때는 소화 작용이 중단되어 소화액이 나오지 않는다. 이때 음식을 먹으면 위에 부담이 되어 좋지 않다. 그래서 8시 이전에 식사하는 것은 바람직하지 않다.

뇌에 포도당을 공급하려면 아침 식사를 해야 한다고 한다. 그래야 집중력이 높아져 업무 능률이 오른다고 한다. 몸이 너무 마르고 영양실조 상태가 아니면 아침은 굳이 먹지 않아도 필요한 포도당을 공급한다. 우리 몸에 저장된 뱃살 등의 중성지방은 분해되어 뇌나 적혈구, 눈에 필요한 포도당을 충분히 공급하는 시스템을 갖추고 있다.

아침 식사를 거르면 몸에 저장된 지방을 꺼내 간에서 당 신생작용으로 포도당을 만들어 공급하는 시스템이 잘 갖춰져 있으니 걱정할 필요가 없다. 더구나 뱃살이 넉넉한 경우는 더욱 그렇다.

아침 식사를 거르고 운동을 하면 저장된 지방이 분해되어 체중이 감소하고, 몸속의 노폐물을 청소하는 자가포식작용이 활성화되어 젊어지는 효과까지 볼 수 있다. 이런 몸에 유익한 작용이 활성화되려면 평소에 영양 균형이 맞는 식사를 해야 한다. 더 좋은 방법은 미네랄, 비타민, 항산화제를 섭취하고 운동을 하는 것이다.

4) 영양보충제 섭취, 운동과 함께해라

우리의 몸은 음식물에 의해 만들어진다. 암, 당뇨병, 고혈압, 아토피, 비만 등 생활습관병은 우리가 매일 먹고 있는 음식물의 영양 불균형 때문에 생긴다. 영양 불균형 문제의 핵심은 당질 위주의 식단이다.

우리는 밥, 국수, 라면, 빵 같은 탄수화물과 고기 등은 많이 섭취하면서, 이를 대사하는 데 필요한 미네랄과 비타민의 보고인 채소는 너무 적게 섭취한다. 생활습관병에서 해방되고 건강한 몸을 유지하려면 미네랄, 비타민, 항산화제와 식이섬유의 섭취를 늘려야 한다. 채소, 버섯, 해조류를 꾸준히 넉넉하게 먹는 것이 좋다.

하지만 채소로만 몸에서 하루에 필요로 하는 미네랄을 섭취하려면 엄청난 양을 먹어야 한다. 가령, 하루에 마그네슘 800mg을 섭취하려면 시금치 70kg가량을 섭취해야 한다. 그럴 수는 없으므로 영양보충제의 도움을 받아야 한다. 하루에 필요한 비타민B1의 최소 권장섭취량만 섭취하려 해도 감은 20개, 아보카도는 12개를 먹어야 한다. 그렇게 먹으면 문제는 너무 과도한 열량을 섭취하게 된다는 것이다. 그래서 영양보충제가 필요하다.

가장 좋은 영양보충제는 유기농 식품을 원료로 최소한의 가공만 거친, 즉 미네랄이나 비타민 성분만 추출하는 가공 공정을 거치지 않은 식이보충제다. 미네랄이나 비타민과 협력하는 또 다른 성분도 함께할 때 진정한 활성도를 나타내 몸에서 최대 효과를 발휘하기 때문이다. 비타민과 미네랄, 항산화물질을 영양보충제로 섭취하려면 얼마만큼 먹어야 하는지 알아야 한다. 천연 원료를 사용한 영양보충제라도 몸에서 필요로 하는 충분한 양을 공급할 수 있는 함량인지를 확인해야 한다.

잊지 말아야 할 것은, 영양보충제를 복용한다고 운동이나 식사를 소홀히 해서는 안 된다는 것이다. 건강을 회복하는 가장 기본은 식단을 제대로 차려먹는 것이고, 어디까지나 영양보충제는 보완적으로 섭취하라는 것이다. 그래서 영양제라 하지 않고 영양보충제라 한 것이다. 끼니를 때우는 식습관부터 고치는 일이 건강을 회복하고 지키는 길임을 명심해야 한다. 이에 곁들여 운동도 중요하다는 것은 말할 필요조차 없다.

5) DNA가 원하는 것을 먹어라

우리가 음식을 먹는 이유는 몸의 구성물질을 공급하고, 에너지 생산 연료를 공급하는 두 가지 때문이다. 모두 DNA가 원하는 일이다. 우리 몸을 구성하는 물질은 수분이 70%, 지질이 13%, 단백질이 12%, 당질이 1%, 미네랄이 4%다. 이 구성물질을 균형 있게 먹는 것이 제대로 먹는 것이고, DNA가 원하는 것이다.

DNA가 원하는 먹거리는 자연에서 얻어지는 음식이다. 곡물이 아닌 풀을 먹고 자란 고기, 생선과 비료와 농약을 뿌리지 않은 채소, 해초, 버섯에 당도가 낮은 과일이다. 여기에 쌀밥이나 국수는 포함되지 않는다. 곡물을 주식으로 먹기 시작한 것은 겨우 1만 년 전부터의 일이다. 5만 년은 되어야 DNA가 바뀐다니, 곡물은 아직 DNA가 원하는 음식이 아니다.

02. 생활습관 개선하기

1. 먹는 것도 생체 리듬에 맞춰라

우리 몸은 생체 리듬에 따라서 움직인다. 생체 리듬을 유지하는 가장 근본적인 요소는 호르몬이다. 호르몬은 내 의지로 움직임을 조절할 수 없다. 해가 뜨면 일어나서 일하고, 해가 지면 잠을 자야 한다. 이것은 생체 리듬에 따른 호르몬의 작용 결과다. 해가 떠서 일하려면 에너지가 필요하고, 에너지를 생산하려면 반드시 외부로부터 영양을 공급받아야 한다.

외부로부터 공급받는 영양이 바로 음식이다. 내 의지에 따라 생체 리듬에 영향을 미치는 거의 유일한 방법이 영양을 공급하는 음식 먹는 일이다. 어떤 음식을 언제 어떻게 얼마나 먹느냐에 따라 영양의 양이나 질에 차이가 난다. 먹는 음식에 따라 생체 리듬이 즐겁기도 하고 괴롭기도 하다. 음식 섭취가 정상적이지 못하여 피로가 쌓이고 몸이 활력을 잃으면 밤의 생체 리듬도 정상적으로 작동하기 어려워진다. 밤의 생체 리듬에 따라 진행되는 일이 수면과 노폐물 청소다.

잠을 자야만 몸은 낮 동안 활동하면서 쌓인 피로, 외부로부터 들어온 독소를 배출한다. 이 독소를 포함한 노폐물을 청소하는 데도 활동할 때와 같이 엄청난 에너지가 필요하다. 낮에 에너지를 대부분 써버려 파김치가 되면 밤에 노폐물을 청소하는 데 쓰일 에너지가 모자란다.

다음날 활기차게 활동할 수 있는 상태로 몸을 회복하는 작업이 숨 가쁘게 진행되는 시간이 바로 잠자는 시간이다. 잠자는 동안에 독소 등 노폐물을 배출시키는 이 작업은 위 속에 음식이 있으면 제대로 진행되지 못한다. 그러니 밤늦게 음식을 먹는 식습관을 버려야 한다.

2. 생체 리듬과 질병

생체 리듬은 햇빛에 의해 조절된다. 아침에 눈을 떠서 햇빛을 보면서 생체 리듬이 하루를 시작한다. 24시간을 주기로 낮과 밤의 차이가 생기고, 이로 인해 빛의 양, 온도, 습도의 변화가 생긴다. 이러한 변화에 따라 몸에서 호르몬과 소화 효소의 분비 등 여러 가지가 달라진다. 몸의 생체 리듬 중에 하루 리듬은 지구의 자전에 따라, 한 달 리듬은 달의 공전에 따라, 일 년 리듬은 지구 공전에 따라 우리 몸의 생체시계는 영향을 받는다.

생체 리듬에 따른 생체시계가 중요하다. 우리 몸은 우주의 일원이자 태양계의 구성물질이고, 지구를 떠나서는 살 수 없으며, 달의 영향도 받는 상호 의존적 존재, 또는 서로 연결되어 살아가는 존재이기 때문이다.

사람의 생활에 가장 큰 영향을 미치는 것은 태양이다. 우리의 몸은 태양에 따라 움직이는 자율신경에 의해 조절된다. 낮에는 주로 교감신경이 활성화되고 밤에는 주로 부교감신경이 활성화된다.

하루를 시작하기 위해 코티솔이 가장 먼저 활동을 전개한다. 밤의 휴식 수면 상태의 부교감신경 활동 모드에서 낮에 활동하는 모드로 바꾸기 위해 새벽 4시부터 코티솔이 서서히 분비되기 시작해 아침 6~8시 사이에 집중적으로 분비되고 잠에서 깨어 일어나 20분 동안 최고조에 이른다. 이때 코티솔은 지방을 분해하여 에너지원으로 쓴다. 심장 박동이 빨라지고 혈관이 수축하고 혈압이 올라가고 혈액응고물질이 분비되어 출혈을 예방하기 위해 준비를 마친다. 활동 준비 태세를 갖추는 것이다.

우리 몸은 외부환경 변화에 적응하기 위해 부단한 노력을 통해 항상성을 유지하여 건강을 지키려 한다. 그런데 이런 노력이 효과를 보려면 생체 리듬에 맞게 활동하고 균형 잡힌 음식을 제때 섭취해야 한다.

수면의 중요성과 꿀잠 자는 생체 리듬

수면은 저축되지 않는다. 미리 자두는 것도 큰 의미가 없다. 그러니 매일 일정 시간 잠을 자야 한다. 또 수면 시간은 생체 리듬에 따라 움직이기 때문에 정해진 시간에 잠들고 깨는 것이 중요하다. 그러니까 매일 10시에 자서 6시에 일어나는 수면 주기를 일정하게 갖는 것이 수면의 질을 높이는 가장 중요한 방법이다. 잠이 부족한지를 판단하는 방법은 주말이나 휴일에 평상시보다 늦잠을 자는 시간이 2시간 이상이면 수면 부족 상태라고 판단할 수 있다.

수면 부족은 과식하게 만들고 피로가 쌓이게 한다. 혈액이 산성화되어 탁해지고 몸 상태가 나빠져 집중력도 떨어진다. 밤샘하거나 야근을 여러 날 계속하면 심장마비를 일으킬 위험이 급속히 증가한다. 하루 밤샘을 하면 낮에 일하는 시간에 비해 4배 이상의 무리가 가는 것으로 알려져 있다.

수면 시간을 줄이려면 처음에 30분 정도 줄이기를 해서 습관화되면 다시 30분씩 줄여서 몸에 무리가 가지 않도록 한다. 수면 부족으로 누적된 피로를 해소하고 수면 부족에서 벗어나려면 3~4주 이상 계속해서 충분히 수면해야 한다. 인체의 장부가 어느 시간대에 활발하게 활동하고 휴식하는지를 살피면 숙면, 즉 꿀잠 자는 법을 알 수 있다.

- 밤 11시~밤 1시(子時)

담(쓸개) 기운이 왕성한 시간으로 질병을 예방하고 몸의 균형 회복을 위해 이물질을 제거하는 시간이다.

- 밤 1시~밤 3시(丑時)

간의 해독작용이 왕성한 시간이다. 숙면해야 간의 활동이 원활하다.

• 밤 3시~새벽 5시(寅時)

폐의 기운이 왕성한 시간으로 폐를 통해 노폐물을 배출하는 시간이다. 이 시간에 깨어 호흡하고 활동을 하면 건강에 도움이 된다. 불교에서 새벽 예불을 하는 시간이다.

• 새벽 5시~아침 7시(卯時)

대장의 기운이 왕성한 시간으로 이 시간에 대변을 통해 노폐물을 배출하는 시간이다. 아침 식사 전에 변을 보는 것이 건강에 좋다. 변비 등으로 이 시간에 배변을 보지 못하면 독소나 노폐물이 다시 흡수되어 간에 부담을 줄 수 있다.

• 아침 7시~오전 9시(辰時)

위장 기능이 왕성한 시간으로 꾸르륵 꾸르륵 소리가 나는 것은 모틸린 호르몬에 의해 위장의 자가 청소 작용을 하는 시간이다. 이 시간에 음식을 섭취하면 위장의 청소 기능이 중단된다. 열량 높은 음식은 자제하는 것이 좋다.

• 오전 9시~오전 11시(巳時)

비장 기능이 왕성한 시간으로 하루의 일과를 생각하면서 활동하는 시간이다.

• 오전 11시~오후 1시(午時)

심장의 기운이 왕성한 시간으로 과로나 격한 운동을 피하고 충분한 식사와 함께 소화에 집중할 수 있도록 편안하게 휴식을 취할 시간이다.

• 오후 1시~오후 3시(未時)

소장의 기운이 왕성한 시간이다. 영양의 흡수와 공급을 활발히 하는 시간이다. 이 시간에 교감신경을 긴장시키는 운동이나 무리한 활동을 피하는 것이 소화와 영양 흡수에 도움이 된다.

• 오후 3시~오후 5시(申時)

방광의 기운이 왕성한 시간으로 영양소 흡수 과정에서 혈액을 통해 들어온 노폐물을 거르는 바쁜 시간이다.

• 오후 5시~저녁 7시(酉時)

신장의 기운이 왕성해 노폐물 배출과 영양소 재흡수가 활발한 시간으로 가볍게 음식을 섭취하는 것이 좋다.

• 저녁 7시~밤 9시(戌時)

심포(심장을 둘러싼 막)의 기능이 왕성한 시간이다. 편안한 마음으로 책을 보거나 공부를 통해 내일을 설계한다.

• 밤 9시~밤 11시(亥時)

삼초(단전의 상초·중초·하초)의 기능이 왕성한 시간으로 잠들 시간이다. 즉, 림프구의 활동이 활발해지는 시간이다. 몸속의 세포간질에 모인 독소와 노폐물, 병원균 등을 모아 림프관을 통해 림프절로 옮긴 후 림프절에서 청소하는 시간이다. 림프절에서 림프구와 대식세포가 이들을 분해하여 배출한다. 하루를 마감하고 휴식을 취할 시간이다.

3. 규칙적인 수면시간 갖기

우리는 태양계의 움직임에 따라 휴식과 활동이라는 음양(陰陽)을 바탕으로 지식습득(木)과 경영활동(金)을 하며 살아간다. 이런 활동을 유지하려면 영양 공급(土)이 이뤄져야 한다. 우주변화의 바탕인 음양오행(陰陽五行)에서 휴식인 수면이 가장 기본에 해당한다.

잠은 몇 시간 자는 것이 건강에 가장 유익한가?

왜 우리는 해가 뜨면 일어나고 해가지면 잠을 자는가? 우리 몸은 햇빛에 의해 조절되는 생체 리듬에 따라 움직인다. 낮에는 활동하고 밤에는 자야한다. 수면은 생활의 기본이다. 수면에도 리듬이 있다. 수면은 멜라토닌 호르몬이 조절한다. 멜라토닌 호르몬은 아침햇빛을 본 후 15시간이 지나면 분비되기 시작해 밤11시에서 새벽3시에 집중된다. 멜라토닌 호르몬은 뇌의 송과체에서 분비된다. 낮의 빛에 쪼인 양에 따라 멜라토닌 호르몬의 분비량도 결정된다.

행복호르몬인 세로토닌의 양도 분비에 영향을 미친다.멜라토닌은 뇌신경, 맥박, 체온, 혈압을 떨어뜨려 수면과 각성리듬을 조절하여 잠들게 한다. 따라서 질 좋은 수면을 취하려면 밤10시 경에 자고 6시에 일어나는 것이 좋다. 수면리듬은 90분 간격으로 깊은 잠과 얕은 잠이 반복된다. 처음 잠이 들면 10~20분후에 깊은 수면 상태인 논렘수면에 들어간다. 45분 정도에 가장 깊게 잠들고 서서히 잠이 얕아져 눈동자가 움직이는 렘수면 상태가 된다.

렘수면상태는 뇌가 활동하며 어제의 기억을 정리 저장한다. 깊은 수면상태인 론렘수면은 뇌가 휴식을 취하고 근육과 내장은 활동하면서 노폐물청소배출과 고장 난 세포의 복원 재생을 한다. 이런 뇌의 활동은 뇌 자체의 면역시스템인 글림프 시스템에 의해 이루어진다. 글림프 시스템의 미세아교세포가 노폐물인 아밀로이드 베타, 타우단백질, 하이드록시노네랄을 청소하여 뇌세포를 회복시킨다. 이때 집중적으로 성장호르몬이 분비되어 이런 복원 재생 작용을 활발하게 하게 된다.

이 글림프시스템의 노폐물 청소작용이 활성화 되도록 충분한 수면을 취하면 나이들에 오는 치매를 걱정할 필요가 없다. 이 깊은 잠을 자는 3시간 동안의 논렘수면 상태일 때 성장호르몬의 70%가 집중 분비된다. 나머지 성장호르몬은 공복 시 운동 후, 스트레스 받을 때 분비된다. 잠을 잘 자고나면 피부가 뽀송뽀송하고 잠을 설치면 피부가 푸석해지는 이유가 이 성장호르몬 때문이다.

성장호르몬은 어린이의 키를 크게 하고 어른의 피부를 재생시키고 면역력을 높여 주며 항산화 작용도 한다. 자는 사이에 새 몸으로 복원시키는 것이다.

따라서 운동보다 훨씬 중요한 것이 수면이다 수면의 질이 중요한 이유다. 수면 중에 분비되는 멜라토닌 호르몬과 성장호르몬이 이런 일들을 촉진시킨다. 실험결과에 의하면 수면주기가 5번 반복되는 7시간 30분을 잤을 때 수명이 가장 길고 건강하다. 6시간 이하로 자거나 8시간 이상 자도 수명이 단축된다. 우울증, 공황장애를 앓는 사람들 중 대부분은 수면 장애에 시달린다.

요즘 잠이 잘 안 온다는 말이 쉽게 나오면 스트레스를 받아 몸과 마음의 균형이 무너지면서 과로하고 있다는 신호다.

수면 장애를 나타내는 증상들을 살펴보자.

1. 쉽게 잠들지 못한다.

2. 자다가 1~3시 사이에 잠이 깬다.

3. 잠을 충분히 잤는데도 몸이 무겁고 피곤하다.

4. 아침에 일어나기가 힘들다.

쾌적하게 눈을 뜨게 만드는 것은 세로토닌 호르몬의 영향 때문이고, 잠이 드는 것에 영향을 끼치는 호르몬은 멜라토닌이다. 멜라토닌은 수면초기에 금방 잠들게 하고, 수면시간을 충분히 유지시키며, 길게 지속적으로 잠들게 만든다.

수면의 질이 떨어지면 수면 부족 상태에 빠진다.

위에 음식이 남아 있는 상태에서 잠을 자면 수면의 질이 떨어진다. 수면의 질이 떨어지면 아침에 일어났을 때 몸이 무겁다. 저녁식사는 과식이나 야식은 하지 말아야 한다. 음식이 소화되지 않은 상태로 잠들면 세포의 복원 재생작용인 자가포식 작용이 활발하지 못해 아침에 몸이 무겁고 찌뿌둥해지는 것이다.

저녁식사는 소화흡수가 잘되고 제대로 된 건강한 음식으로 과식하지 않으면서 꼭꼭 30회 이상 씹어 먹고 채소가 주식이 되도록 섭취하여 칼로리가 아니라 미네랄과 비타민, 섬유질, 항산화제를 충분히 섭취하라는 말이다.

1시간에 5분 정도씩 하루 20분 이상 햇빛를 쬐면 깊은 수면에 도움이 된다. 낮에 질 높은 판단과 활동을 하려면 밤에 충분한 수면을 취하는 일이 매우 중요하다. 인생의 1/3을 차지하며 건강의 바탕이 되는 것이 수면이다. 성공을 위해 잠을 많이 줄이는 생활패턴은 건강수명에 매우 해롭다.

4. 왜 운동이 중요할까?

운동 후에는 자가포식이 촉진된다. 운동은 우리 몸의 여러 기능을 강화한다. 근육량, 근력, 뼈 건강, 운동 능력, 신진대사, 장 기능, 심장 건강, 폐 기능이 향상되고 뇌 기능도 강화된다. 운동은 교감신경과 부교감신경의 균형을 강화하기 때문에 밤에 숙면하는 데도 도움을 준다.

운동을 하면 세로토닌이 분비되어 우울감과 불안감을 감소시키고, 뇌의 긴장을 풀어주고, 행복감을 느끼게 한다. 또 성장호르몬을 분비하여 몸속의 노폐물을 청소하고 젊음을 유지한다. 운동은 꾸준히 계속하는 것이 중요하다. 습관이 되어야 쉽게 할 수 있다. 현대인의 만성질환의 원인 중 하나가 활동량 부족이다.

스트레스를 받았을 때 몸에서 분비되는 코티솔을 신속하게 제거하는 데는 운동이 최고다. 하지만 운동을 긴 시간 심하게 하고 나면 일시적으로 면역력이 저하되는데, 이때 체온 관리를 잘못하면 감기에 걸리는 등 부작용을 일으킬 수도 있다.

심한 운동을 하면 과립구가 증가한다. 과립구의 증가는 일시적으로 림프구의 감소를 가져와 면역력을 떨어뜨리는데, 이는 운동 중의 일시적 현상이다. 운동으로 흘린 땀이 식고 체온이 내려가면 감기에 걸리기 쉬운 환경이 되어 콧물이 나온다.

그러나 운동은 장기적으로는 근육량을 늘려주고, 혈관을 깨끗하고 튼튼하게 하며, 미토콘드리아 수를 늘려 에너지 생산 기능을 활성화함으로써 체온을 올려 면역력과 체력을 강화한다.

근육은 운동해야만 늘어나고 체지방은 운동하지 않아도 늘어난다. 날씬하고 건강한 체형을 유지하는 데는 운동이 도움이 된다. 운동 중에서 가장 간단하고 쉬운 운동이 걷기다. 특별한 비용이 들지도 않는다. 마음만 먹으면 바로 실천할 수 있다.

건강을 유지하고 체중을 줄이려면 하루에 1만 보쯤 걷는 것이 좋다. 낮에 운동하거나 신체활동을 많이 하면 밤에 숙면하는 데 도움이 된다. 낮의 적당한 피로는 밤에 깊은 잠을 부른다.

에너지 생산량을 늘려 저체온을 해결하려면, 근육량을 늘리고 미토콘드리아 수를 증가시켜야 한다. 여기에 가장 적합한 운동이 인터벌 운동이다. 숨이 턱밑까지 차도록 힘껏 1~2분을 달리다 숨이 차면 속도를 늦추어 걷다가 숨이 가라 앉으면 다시 뛰기를 반복해 15~20분 정도 운동을 하면 효과적이다.

03. 그밖에 건강관리를 위해 필요한 것들

1. 탈출, 건강한 삶의 시작

열심히 일하면 피로해지고, 피로하면 스트레스가 된다. 스트레스를 해소하는 현명한 방법은 스트레스 환경에서 벗어나는 것이다. 스트레스가 몸에 나쁜 가장 중요한 이유는 소화 기능을 멈추는 것이다.

우리는 음식을 먹고 소화해서 흡수해야 살아갈 수 있다. 그런데 스트레스를 심하게 받으면 생명에 위협이 되는 위험한 상황이라고 뇌가 판단하여 도망칠 준비에 집중하게 된다. 그러면 가장 크게 영향을 받는 곳이 소화기관이다. 소화액의 분비를 멈추고 속이 거북해지는 것이다. 또 소변 배출을 통해 몸을 가볍게 하느라 자꾸 오줌이 마렵게 한다. 거기다 심장도 빨리 뛰게 된다. 도망치는 데 폭발적으로 소모되는 에너지를 공급하기 위해서다. 숨도 가빠진다. 산소를 더 많이 필요로 하기 때문이다.

한마디로 스트레스를 받으면 에너지가 폭발적으로 소모된다.

따라서 미네랄과 비타민 항산화제 등의 소비도 함께 늘어난다. 그래서 스트레스를 오래 받으면 체력이 고갈된다.

스트레스로부터 가장 빨리 탈출하려면 움직여야 한다. 스트레스는 '위험하니 피하라'는 신호다. 당장의 위험에서 벗어나는 동작을 취하는 데 에너지를 집중하도록 긴장 상태를 만드는 것이다. 스트레스라고 느끼는 강도는 체력에 좌우된다. 똑같은 스트레스양이라도 체력이 약하면 심하게 몸이 반응한다. 5톤의 짐을 2톤 트럭에 실을 때와 10톤 트럭에 실을 때의 차이에 비유할 수 있다.

사표를 써야 할지 모를 심한 꾸지람을 상사로부터 동시에 듣더라도 누구는 침 한 번 뱉어버리고 해소하는가 하면, 누구는 전전긍긍하면서 평상심을 잃을 정도로 낙담한다. 왜 이런 차이가 날까? 스트레스에 대항하는 저항력의 차이 때문이다. 이런 저항력의 차이는 체력이 바탕에 있다. 체력이 건강하면 힘든 일에도 견디고, 어려운 정신적 고통에도 버티는 힘이 된다.

업무 스트레스를 받으면 가장 좋은 해소법은 밖으로 나가 걷거나 뛰는 것이다. 또 숨을 깊게 천천히 쉬는 것이다.

폭발적으로 늘어나는 에너지 소비를 감당하려면 충분한 영양을 섭취해야 한다. 업무량이 많을수록 활동량이 늘어날수록 영양 섭취도 비례해서 늘리는 것이 대원칙이다. 주말에 집에서 휴식을 취할 때와 등산을 할 때의 에너지 소모량은 달라진다. 따라서 영양의 공급도 달라져야 한다.

2. 소통으로 스트레스에서 벗어나기

직장에서 최고의 소통은 공은 부하에게 돌리고 책임은 자신이 지는 것이다. 상대를 탓하지 말고 내가 먼저 변하고, 지적하기 전에 관심과 격려와 배려를 우선해야 한다. 자신만을 믿고 그에 따라 행동하는 것은 단절이다. 병든 사람은 자신만을 믿는다. 소통은 새로운 에너지를 추가로 쓰는 것이다. 소통은 믿음이 전제되어야 한다. 신뢰가 바탕이 되어야 한다.

결국, 소통을 위해 필요한 것은 다른 사람에 대한 신뢰와 믿음이다. 나만 믿는 것은 마음이 병든 사람이다. 에너지 부족으로 부정 본능에 점령된 자아를 가진 상태다. 자연은 근본을, 마음을, 본성을 말한다.

개인은 혼자서 존재할 수 없고 모든 생명은 서로 연결되어 있다. 개인의 능력도 혼자서는 발휘될 수 없다. 반드시 상대가 있어야 한다. 소통을 잘하려면 신뢰와 믿음에 통섭 능력까지 갖추면 금상첨화다. 소통은 상대방을 믿어주는 데서 시작된다.

3. 건강하고 행복한 삶을 위하여

"다른 사람과 자기 자신을 비교하지는 마시오. 가령 자연이 당신을 박쥐로 만들었다면 타조가 되려고 애쓰지 말란 말이오."

헤르만 헤세의 《데미안》에 나오는 대사다. 자연이 만들어준 대로 살면 삶이 여유로워진다. 자연이 나를 보통 사람으로 만들어주었다면 굳이 특수한 사람이 되려고 헛수고하지 말라는 것이다.

자꾸 나를 남과 비교하여 욕망을 키우고 남을 잣대로 나의 삶을 규정하는 비뚤어진 의식이 과로 사회를 만들고 개인의 삶을 황폐화한다. 이에 대한 반발로 삶에서 일과 휴식의 균형을 찾으려는 노력의 하나로 워라밸(work and life balance)과 욜로(YOLO) 현상이 나타났다.

비교되지 않는 나만의 삶을 사는 것이 가장 건강하게 잘 사는 법이다. 타고난 대로 마음 편한 대로 사는 것이다.

| 참고문헌 |

《체질을 알면 건강이 보인다》, 이명복, 태광출판사 1993

《미병 혁명》, 타니 미치오, 지상사 2012

《면역의 힘》, 제나 마치오키, 윌북 2021

《자연은 우리가 살찌기를 바란다》, 리처드 J. 존슨, 시프 2022

《그레인 브레인》, 데이비드 펄머터, 지식너머 2015

《피톨로지 피트니스 영양학》, 이호욱 외, 예문당 2021

《병은 약으로만 고치는 게 아니다》, 노일근, 실크로드 2020

《자연치유 불변의 법칙》, 하비 다이아몬드, 사이몬북스 2020

《PYD면역 이야기》, 박용덕, 창해 2020

《셰인 박사의 영양 혁명》, 셰인 엘리슨, 동도원 2021

《피로사회》, 한병철, 문학과지성사 2013

《약을 끊어야 병이 낫는다》, 아보 도오루, 부광 2009

《식용유가 뇌를 죽인다》, 야마시마 데쓰모리, 북퀘스트 2014

《케톤하는 몸》, 조셉 머콜라, 판미동 2019

《케톤 혁명》, 후루카와 겐지, 판미동 2019

《산 음식, 죽은 음식》, 더글라스 그라함, 사이몬북스 2020

《장 건강 법》, 오야 야스시, 넥서스books 2005

《왜 이것이 몸에 좋을까》, 고바야시 히로유키, 김영사 2012

《장이 편해야 인생이 편하다》, 가미노가와 슈이치, 김영사 2011

《장이 살아야 내 몸이 산다》, 무라타 히로시, 이상 2010

《알레르기의 90%는 장에서 고친다》, 후지타 고이치로, 국일미디어 2016

《의사들도 모르는 기적의 간 청소》, 안드레아스 모리츠, 에디터 2015

《왜 아플까》, 벤자민 빅먼, 복드림 2022

《유전자 클린 혁명》, 벤 린치, 쌤앤파커스 2019

《단맛의 저주》, 로보트 로스티그, 한국경제신문 2014

《치유 혁명》, 리사 랭킨, 시공사 2014

《신 NK 면역세포 치료》, 오다 하루노리, 어드북스 2012

《너무 바쁘다면 잘못 살고 있는 것이다》, 토니 크랩, 토트 2014

《환자 혁명》, 조한경, 에디터 2017

《음식을 처방해 드립니다〉, 리나 네르트비 아우렐 외, 반니 2018

《염증 없는 식사〉, 닥터 윌콜, 테이스트북스 2021

《중금속 오염의 진실〉, 오모리 다카시, 에코리브르 2011

《죽음의 식탁》, 마리 모니크 로뱅, 판미동 2014

《독성 프리》, 대브라 린 데드, 윌컴퍼니 2012

《식탁의 배신》, 윌리엄 레이몽, 랜덤하우스 2010

《과학으로 증명한 최고의 식사》, 스가와 유스케, 이아소 2020

《굶으면 낫는다》, 휴나세 순수케, 문예춘추사 2014

《의사의 거짓말》, 캔 베리, 코리아닷컴 2019

《나는 현대 의학을 믿지 않는다》, 로버트 S. 멘델 존, 문예출판사 2011

《의사들이 해 주지 않는 이야기》, 린 맥 타가트, 허원미디어 2011

《호르몬 밸런스》, 네고로 히데유키, 스토리3.0 2016

《호르몬과 건강의 비밀》, 요하네스 뷔머, 현대지성 2020

《뭐든지 호르몬 》, 이토 히로시, 계단 2016

《아디포넥틴으로 건강 장수하는 법》, 시라사와 다쿠지, 북플러스 2015

《크레이지 호르몬》, 랜디 허터 엡스타인, 동녘사이언스 2019

《세로토닌의 비밀》, 캐롤 하트, 미다스북스 2010

《몸이 젊어지는 기술》, 오타 시게오, 청림라이프 2011

《텔로미어》, 마이클 포셀, 쌤앤파커스 2013

《내 몸 치유력》, 프레데리크 살드만, 푸른숲 2015

《안 아프게 백년을 사는 생체리듬의 비밀》, 막시밀리안 모저, 추수 밭 2019

《자연은 알고 있다》, 엔듀로 비티, 궁리 2005

《무엇을 먹을 것인가》, 콜린 캠벨, 열린과학 2012

《스트레스의 종말》, 부르스 맥쿠엔 외, 시그마 북스 2010

《스트레스와 건강》, 윌리엄 R. 로알로, 학지사 2012

《혈관이 살아야 내 몸이 산다》, 다카자와 겐지, 이상미디어 2011

《모세혈관 건강의 핵심 젊음의 비결》, 네고로 히데유키, 시그마북스 2018

《혈관이 수명을 결정짓는다》, 다카하시 히로시, 다산

《스트레스가 내몸을 살린다》, 대한불안의학회, 가림출판사 2010

《만병의 원인은 스트레스다》, 아보 도오루, 부광 2009

《단백질의 일생》, 나가타 히로유키, 파피에 2018

《몸의 역사》, 강신익, 살림 2014

《다이어트 진화론》, 남세희, 민음인 2015

《어떤 몸으로 나이 들 것인가》, 제임스 디니콜란토니오, 라이팅하우스 2020

《나는 질병 없이 살기로 했다》, 하비 다이아몬드, 사이몬북스 2017

《아픈 사람의 99%는 장누수다》, 강신용, 내몸사랑연구소 2020

《항암이 아닌 해암으로 다스려라》, 윤성우, 와이겔리 2016

《지금 있는 암이 사라지는 식사》, 와타요 다카호, 이아소 2012

《선생님 저 우울증인가요》, 오카다 다카시, 북라이프 2019

《밀턴 에릭슨이 상담가에게 답하다》, 베티 엘니스 에릭슨 , 저절로북스 2020

《식후 30분에 읽으세요》, 건강 사회를 위한 약 사회, 이매진 2013

《늙지 않는 비밀》, 엘리자베스 블랙번, 알에이치코리아 2018

《생체리듬의 과학》, 사친 판다, 세종 2020

《뉴 비타민 바이블》, 얼 L 민델, 이젠 2006

《100% 건강한 사람들의 10가지 비밀》, 페트릭 홀포드, 세상풍경 2012

《푸드컨설턴트 검정교육교재》, 이투힐 교육원

《다이어트, 당뇨, 알레르기, 암도 해독이 답이다》, 조병준, 상상나무 2014

《내 몸 살리는 시기별 해독전략》, 강신용, 가회동 2015

《닥터 디톡스》, 이영근 외1, 소금나무 2011

《내 몸을 살리는 해독》, 해독한의원, 느낌이 있는 책 2007

《만성피로극복 프로젝트》, 이동환, 대림북스 2013

《전조 증상만 알아도 병을 고칠 수 있다》, 이시하라 유미, 전나무 숲 2010

《당신의 건강 안녕하십니까?》, 송춘회, 한울타리 2022

당신이 생각한 마음까지도 담아 내겠습니다!!

책은 특별한 사람만이 쓰고 만들어 내는 것이 아닙니다.
원하는 책은 기획에서 원고 작성, 편집은 물론,
표지 디자인까지 전문가의 손길을 거쳐
완벽하게 만들어 드립니다.
마음 가득 책 한 권 만드는 일이 꿈이었다면
그 꿈에 과감히 도전하십시오!

업무에 필요한 성공적인 비즈니스뿐만 아니라 성공적인 사업을 하기 위한
자기계발, 동기부여, 자서전적인 책까지도 함께 기획하여 만들어 드립니다.
함께 길을 만들어 성공적인 삶을 한 걸음 앞당기십시오!

도서출판 모아북스에서는 책 만드는 일에 대한 고민을 해결해 드립니다!

모아북스에서 책을 만들면 아주 좋은 점이란?

1. 전국 서점과 인터넷 서점을 동시에 직거래하기 때문에 책이 출간되자마자 온라인, 오프라인 상에 책이 동시에 배포되며 수십 년 노하우를 지닌 전문적인 영업마케팅 담당자에 의해 판매부수가 늘고 책이 판매되는 만큼의 저자에게 인세를 지급해 드립니다.

2. 책을 만드는 전문 출판사로 한 권의 책을 만들어도 부끄럽지 않게 최선을 다하며 전국 서점에 베스트셀러, 스테디셀러로 꾸준히 자리하는 책이 많은 출판사로 널리 알려져 있으며, 분야별 전문적인 시스템을 갖추고 있기 때문에 원하는 시간에 원하는 책을 한 치의 오차 없이 만들어 드립니다.

기업홍보용 도서, 개인회고록, 자서전, 정치에세이, 경제 · 경영 · 인문 · 건강도서

모아북스 문의 0505-627-9784
MOABOOKS

자기 주도 건강관리법

초판 1쇄 인쇄 2022년 10월 25일
 2쇄 발행 2022년 11월 15일

지은이　　　　송춘회
발행인　　　　이용길
발행처　　　　**모아북스**
　　　　　　　　MOABOOKS

관리　　　　　양성인
디자인　　　　이룸

출판등록번호　제 10-1857호
등록일자　　　1999. 11. 15
등록된 곳　　　경기도 고양시 일산동구 호수로(백석동) 358-25 동문타워 2차 519호
대표 전화　　　0505-627-9784
팩스　　　　　031-902-5236
홈페이지　　　www·moabooks·com
이메일　　　　moabooks@hanmail·net
ISBN　　　　　979-11-5849-195-6 13510

모아북스 는 독자 여러분의 다양한 원고를 기다리고 있습니다.
MOABOOKS
(보내실 곳 : moabooks@hanmail.net)